HEMALATHA LOKAREDDY
K HARITHA
M SRI RAMYA

"IMPLANTES DENTÁRIOS EM ODONTOPEDIATRIA"

HEMALATHA LOKAREDDY
K HARITHA
M SRI RAMYA

"IMPLANTES DENTÁRIOS EM ODONTOPEDIATRIA"

"Sorrisos que crescem: Implantes dentários para crianças"

ScienciaScripts

Imprint
Any brand names and product names mentioned in this book are subject to trademark, brand or patent protection and are trademarks or registered trademarks of their respective holders. The use of brand names, product names, common names, trade names, product descriptions etc. even without a particular marking in this work is in no way to be construed to mean that such names may be regarded as unrestricted in respect of trademark and brand protection legislation and could thus be used by anyone.

Cover image: www.ingimage.com

This book is a translation from the original published under ISBN 978-620-4-98593-0.

Publisher:
Sciencia Scripts
is a trademark of
Dodo Books Indian Ocean Ltd. and OmniScriptum S.R.L publishing group

120 High Road, East Finchley, London, N2 9ED, United Kingdom
Str. Armeneasca 28/1, office 1, Chisinau MD-2012, Republic of Moldova, Europe
Managing Directors: Ieva Konstantinova, Victoria Ursu
info@omniscriptum.com

Printed at: see last page
ISBN: 978-620-8-56409-4

Conteúdo

Introdução

Os dentes são uma parte integrante do sistema estomatognático. A principal função dos dentes é preparar os alimentos para a deglutição, bem como iniciar e facilitar a digestão. São também necessários para a articulação da fala e para uma aparência correta[1].

O edentulismo é conhecido como a condição de perda de dentes, mas atualmente é mais um complexo bioquímico, em que a remodelação óssea e a inflamação dos tecidos moles têm um papel essencial. Para além disso, a Organização Mundial de Saúde classificou o edentulismo como uma deficiência física, e é geralmente reconhecido que o edentulismo pode levar a uma deficiência funcional significativa, bem como a alterações estéticas e psicológicas desfavoráveis nos doentes. Os problemas incluem restrições na dieta e capacidade limitada de ingerir certos alimentos, perturbações na fala, perda de suporte para a musculatura facial e diminuição da dimensão vertical.[2]

Um grande número de crianças sofre de perda de dentes numa grande variedade de idades. As causas frequentes de perda de dentes em crianças são a hipodontia congénita, o trauma e a cárie.[4]

A anodontia total é a ausência congénita de todos os dentes na dentição decídua e/ou na dentição permanente e é uma condição rara. A hipodontia ou oligodontia é a ausência de um ou poucos dentes que pode manifestar-se em várias condições genéticas e sindrómicas. A ausência congénita de dentes é comum em indivíduos saudáveis e pode ocorrer sem a associação de distúrbios do desenvolvimento[2].

O trauma é a causa mais frequente de perda dentária em crianças. A inclinação da maxila e a incompetência labial são importantes factores predisponentes para o traumatismo dentário anterior, resultando habitualmente na avulsão dos incisivos superiores. A ausência de dentes leva à perda de função e à falta de crescimento alveolar normal, além de uma estética desagradável que pode prejudicar o desenvolvimento psicossocial de uma criança pequena.[3]

O conceito de substituição de dentes em falta para estética e função tem sido um objetivo ilusório durante mais de 1500 anos. Este facto levou à evolução de muitos materiais e técnicas convencionais, incluindo próteses completas, próteses parciais fixas e removíveis e mantenedores de espaço.[3]

No entanto, estas abordagens de tratamento têm uma série de desvantagens, tais como a inadequação estética, o afrouxamento repetido da prótese, o aumento da reabsorção do rebordo residual, as complicações periodontais e a necessidade constante de substituir a prótese devido à forma do arco ou a discrepâncias[1].

Assim, nenhum destes métodos de tratamento é completamente satisfatório e tem os seus próprios inconvenientes. As próteses parciais dependem da colaboração da criança. Aumentam a taxa de cárie e podem causar doenças gengivais que levam à reabsorção óssea. Além disso, é necessário refabricar uma nova prótese de tempos a tempos para compensar o crescimento craniofacial. Assim, para ultrapassar estes inconvenientes, os implantes dentários evoluíram recentemente[4].

A colocação de implantes numa criança pequena seria um método ideal de tratamento para a ausência de dentes. Restauram a função, preservam o osso alveolar e proporcionam uma excelente estética, devolvendo a confiança e a aceitação social da criança. Assim, os implantes dentários são considerados como uma nova modalidade de tratamento para crianças e abriram as portas do século ^{XXI} na medicina dentária e na reabilitação oral. Aumentaram as possibilidades de tratamento e melhoraram os resultados funcionais do seu tratamento.[6]

Os investigadores têm estado constantemente a trabalhar no sentido de encontrar uma solução permanente ou duradoura para as crianças que sofrem de perda de dentes. Isto levou a pensar que os implantes dentários poderiam ser uma opção em crianças em crescimento para substituição transitória, o que levou à utilização clínica de implantes dentários não osteointegráveis de diâmetro estreito . Os implantes transitórios são implantes de diâmetro estreito desenvolvidos para suportar restaurações fixas provisórias durante a fase de osseointegração dos implantes definitivos e são normalmente colocados em simultâneo com os implantes definitivos.[4]

Nas últimas décadas, com o aumento da previsibilidade dos implantes de forma radicular, tem havido um interesse crescente na potencial utilização de implantes dentários numa criança em crescimento. A conservação do osso e a estimulação do desenvolvimento do osso alveolar são as razões para a colocação de implantes dentários em crianças. Outros factores que podem favorecer a colocação de implantes em crianças são o excelente fornecimento de sangue local, a cicatrização óssea sem complicações e a resistência imunobiológica positiva.[3]

Atualmente, muitos autores relatam a substituição bem sucedida de implantes em crianças[3].

CAPÍTULO 1

História e desenvolvimento

A história dos implantes dentários remonta a séculos atrás e as pessoas têm tentado substituir os dentes em falta de diferentes formas para recuperar a função mastigatória plena e confortável e a estética facial. Antes da era da osseointegração, existiam vários modelos de implantes dentários e estruturas utilizadas para suportar próteses completas e parciais com diferentes taxas de sucesso. Os vários materiais utilizados nos implantes são a porcelana, o cobalto-crómio, a iridioplatina, mas a descoberta do titânio mudou o curso da história dos implantes.[5]

Branemark cunhou o termo integração óssea e trabalhou na circulação da cicatrização da medula óssea, o que influenciou grandemente os conceitos de implantes. Posteriormente, foram utilizados materiais como o titânio e numerosos materiais biocompatíveis com o corpo humano. Nas últimas décadas, foram introduzidos implantes dentários previsíveis que revolucionaram a medicina dentária. Atualmente, após milhares de anos de tentativas, temos implantes dentários que, em algumas circunstâncias (por exemplo, indivíduos com fluxo salivar limitado que são especialmente propensos a cáries), podem ser utilizados como uma melhoria em relação aos dentes naturais. No cenário atual, existem diferentes sistemas de implantes dentários disponíveis comercialmente em todo o mundo para a restauração de arcadas parcial ou totalmente edêntulas[6].

Revisão cronológica

Era Antiga: A história do implante dentário remonta a 3000 a.C., ao período em que a civilização do Antigo Egito prosperou.[7]

1600-1800 : Em 1687, de acordo com o relatório do Times of Allen, no período de 1800, foram mencionados o reimplante e o transplante dentários e foi aí que se iniciou a cirurgia nesta época. A primeira pessoa a publicar uma descrição da técnica dos implantes dentários modernos foi um dentista francês, Maggiolo J, no qual descreveu um método para implantar uma liga de ouro de 18 quilates, com três ramos no maxilar, e instalar uma coroa de porcelana como superestrutura no seu livro: "Le Manuel de l'Art du Dentiste" (1809). Em 1905, Scholl fez

História e desenvolvimento de um implante de porcelana em forma de raiz, que consistia numa estrutura ondulada. Propôs também um projeto em que um fio era inicialmente incorporado na superestrutura para formar uma ligação com o resto do dente original.[7]

1900-1950: Em 1937, assistiu-se a uma nova revolução nos materiais, quando a liga de cobalto-crómio-molibdénio foi desenvolvida e utilizada em doentes por Stock, na Universidade de Harvard, e mostrou excelentes resultados nos doentes após anos de acompanhamento. Em 1940, Dahl foi a primeira pessoa a tentar o implante subperiosteal, mas esta abordagem não se tornou comum antes de ser empregue por Gershkoff e Goldberg em 1948.[8]

1950-1980: Na década de 1950, o Dr. Bodine observou que os orifícios para os parafusos estavam localizados em áreas onde o osso tinha maior resistência e espessura e descobriu que eram necessárias menos escoras ou vigas e que o desenho da estrutura era útil. Esta década também incluiu as inovações do Dr. Lee, que introduziu a utilização de um implante endósseo com um pilar central. Em 1951, foi criada a Academia de Próteses sobre Implantes, atualmente conhecida como a Academia Americana de Implantologia.[8]

Em 1956, o Dr. Yamane criou um instituto independente para efetuar experiências em

animais, que produziu muitos especialistas no campo das raízes artificiais. O instituto é atualmente conhecido como o Instituto Japonês de Medicina Dentária Avançada. Os desenhos dos implantes registaram um avanço na década de 1960 com o desenho básico em espiral, que foi modificado pelo Dr. Leonard Linkow em 1963. Os implantes em lâmina foram introduzidos por Linkow, tornando possível a sua colocação tanto na maxila como na mandíbula e são atualmente reconhecidos como implantes endósseos.[9]
O conceito de integração Osseo, apresentado por Branemark na Europa em 1950, afirmava que o titânio pode ser integrado no osso, o que revolucionou a história dos implantes dentários. A técnica de Branemark utilizava implantes de liga de titânio biocompatíveis que eram inseridos atraumaticamente no processo alveolar. Esta técnica passou a ser conhecida como

História e desenvolvimento A teoria de Branemark e o conceito de osseointegração floresceram rapidamente na década de 1980, o que provocou um momento decisivo no campo clínico dos implantes.[7]
Em 1978, a Conferência de Consenso de Harvard foi realizada para estabelecer um consenso sobre a utilização de implantes na Universidade de Harvard, e o padrão para um implante bem sucedido foi estabelecido se o implante permanecia incorporado e funcional durante cinco anos. Este padrão pode parecer extremamente curto, mas ilustra as expectativas dos tratamentos com implantes na altura.[10]
Nos anos 80, o Professor Zarb da Universidade de Toronto desempenhou um papel central na realização da Toronto Conference on Osseointegrationin Clinical Dentistry, onde Branemark apresentou os resultados da sua investigação ao longo de 30 anos e da sua prática clínica durante quase 20 anos. Com esta conferência como ponto de viragem, o regime Branemark espalhou-se pela América do Norte. O regime típico de Branemark durante este período consistia na implantação de quatro a seis fixações no forame mental do maxilar inferior, com a subsequente colocação de cantilever bilateral como prótese padrão e defendia a técnica cirúrgica de dois estágios que se tornou difundida em todo o mundo e muitos clones deste desenho foram produzidos e ainda hoje são utilizados.[11]
1980-2000: No final da década de 1980, o movimento revolucionário do regime Branemark varreu o Japão da mesma forma e registou-se um aumento na investigação de implantes. Este movimento foi diferente do que se viu com o tipo de lâmina de Linkow ou com o Bioceram que teve as suas lutas e continuou a ser utilizado até aos dias de hoje.[10]
Em 1981, o Professor Branemark publicou um artigo com todos os dados que tinha reunido sobre implantes de titânio. Acompanhou o seu grupo original de pacientes com implantes dentários durante 20 anos. A Conferência de Toronto sobre Osteointegração em Medicina Dentária Clínica criou, em 1982, as primeiras diretrizes que seriam consideradas para uma implantologia dentária bem sucedida. Em 1988, o Dr. David Scharf colocou o seu primeiro implante dentário e tem estado envolvido em

História e desenvolvimento com implantes dentários modernos quase desde a sua criação, o que lhe confere um nível de especialização que poucos dentistas alcançam.[9]
O Dr. David Scharf publica dados em 1993 no Journal of Oral and Maxillofacial Implants que demonstram que os implantes podem ter a mesma taxa de sucesso elevada quando colocados num consultório dentário em condições asépticas do que quando são colocados num bloco operatório. Este avanço abre caminho para a prática rotineira da colocação de implantes dentários no consultório, em vez de num dispendioso bloco operatório hospitalar.[9]

2000 - 2015: Um inquérito da ADA em 2002 revelou uma ampla aceitação dos implantes dentários como o método preferido de substituição de dentes. Em 2004, Genget al. descreveu quatro configurações de rosca comuns: rosca em V, rosca fina, contraforte invertido e rosca quadrada. Estas foram muito significativas no que respeita à distribuição de tensões e à resolução de problemas. Em 2013, Mehraliet apresentou um projeto significativo de implantes para osso poroso que apresenta adaptação biológica e é designado por materiais funcionalmente graduados (FGM). Estes estão a ganhar uma atenção significativa nas aplicações de implantes dentários[12].

Nas tendências mais recentes, a análise de elementos finos, o desenho assistido por computador e a tecnologia de fabrico assistido por computador são utilizados no fabrico de implantes. Os modelos tridimensionais computorizados têm sido amplamente utilizados para prever as caraterísticas da distribuição de tensões no osso que envolve os implantes. Os desenhos dos implantes são influenciados tanto pelas dimensões do implante como pela ligação biomecânica formada entre o osso e o implante.[7]

Em estudos clínicos recentes, Blaschkeet al referiram que os implantes dentários feitos de zircónia são uma alternativa viável aos implantes dentários de titânio. Para além dos excelentes resultados cosméticos, os implantes de zircónia permitem um grau de osseointegração e de resposta dos tecidos moles superior ao dos implantes dentários de titânio[8].

CAPÍTULO 2

Fundamentação da terapia com implantes

O objetivo da implantologia dentária moderna já não é representado apenas por uma osteointegração bem sucedida. Para serem bem sucedidas, as restaurações definitivas devem devolver ao paciente o contorno, a função, a estética, a fala e a saúde normais. A terapia com implantes oferece muitas vantagens em relação às opções de tratamento convencionais fixas ou amovíveis e, em muitos casos, é o tratamento de eleição. Para obter resultados estéticos óptimos com próteses parciais fixas, é necessária uma redução significativa da quantidade de estrutura dentária, predispondo ocasionalmente a sequelas endodônticas, periodontais e estruturais.[13] A necessidade crescente e as vantagens das restaurações suportadas e retidas por implantes resultam de muitos factores que podem ser divididos em quatro categorias[13]:

1. Preservação da estrutura dentária
2. Preservação do osso
3. Prestação de apoio adicional
4. Resistência às doenças.

PRESERVAÇÃO DA ESTRUTURA DENTÁRIA

As próteses parciais fixas foram consideradas o padrão de tratamento antes do advento da terapia com implantes. Como mencionado, uma quantidade significativa de estrutura dentária deve ser removida para obter um resultado estético. Esta remoção da estrutura dentária compromete a longevidade do dente e pode, nalguns casos, resultar em complicações endodônticas, periodontais e mecânicas. Em comparação com outros desenhos protéticos, as coroas unitárias de implantes tiveram a taxa de insucesso mais baixa, 2,7%. Também referiram que a maioria das falhas ocorreu no primeiro ano e que a perda de implantes foi significativamente menor no segundo e terceiro anos subsequentes. Isto indica ao clínico que, uma vez que a restauração tenha passado o primeiro ano de serviço, é provável que sobreviva durante um período de tempo considerável. A sobrevivência de um implante dentário unitário demonstrou ser o método mais previsível de substituição dentária. Também não houve relatos de perda de dentes adjacentes quando efectuadas restaurações com implantes unitários.[14] As múltiplas vantagens da terapia com implantes unitários em relação às próteses parciais fixas para a substituição de dentes em falta devem indicar ao médico que este é o tratamento de eleição.[14]

PRESERVAÇÃO DO OSSO

Existe uma estreita relação entre o dente e o processo alveolar ao longo da vida. Sempre que a função do osso é modificada, ocorre uma alteração na arquitetura interna e na configuração externa. O osso necessita de estímulos para manter a sua forma e densidade. Quando se perde um dente, a falta de estimulação do osso residual provoca uma diminuição das trabéculas e da densidade óssea na zona, com perda de altura e largura do osso. No doente desdentado, o osso tende a reabsorver para cima e medialmente na maxila e para baixo e lateralmente na mandíbula. Isto resulta frequentemente numa discrepância de tamanho da mandíbula, que tende para uma relação esquelética de classe 3. Para respeitar esta desproporção natural, os dentes devem ser alinhados de forma diferente, sendo os molares superiores posicionados mais facialmente e os molares inferiores mais lingualmente. A literatura conclui que os dentes são necessários para manter o osso e com a perda dos dentes, o osso deixa de ser estimulado.[15]

Uma prótese parcial ou total não mantém o osso e, de facto, pode acelerar a perda óssea se a prótese estiver mal ajustada. A perda contínua de osso diminui a área de superfície disponível para o suporte da prótese, elimina a anatomia favorável para a retenção e resulta em áreas desfavoráveis para o suporte da prótese. A perda de estabilidade lateral e de retenção aumenta o movimento da prótese , resultando num aumento da fricção e da irritação da mucosa. A perda óssea pode ser tão grave que, mesmo que o doente deseje uma terapia com implantes, pode não haver osso suficiente para a colocação de implantes e seriam necessários procedimentos cirúrgicos adjuvantes agressivos, como o enxerto da crista ilíaca. Juntamente com a perda óssea estão associadas alterações nos tecidos moles que podem afetar significativamente a estética geral. As alterações faciais que ocorrem como resultado do envelhecimento são aceleradas com a perda de dentes.[16]

A perda de suporte facial e a redução da dimensão vertical dão-nos a aparência clássica do doente com prótese dentária que apresenta uma diminuição da distância entre o nariz e o queixo, o aprofundamento da prega labiomental e o adelgaçamento do bordo vermelhão dos lábios. Estas alterações têm graves repercussões estéticas para o paciente. Estas alterações biológicas podem ser evitadas através da colocação de implantes que estimularão o osso e evitarão a sua posterior reabsorção. Os pacientes devem ser sensibilizados e informados sobre o carácter preventivo dos implantes dentários. Os implantes dentários podem evitar a perda óssea e manter os tecidos duros e moles, pelo que não é necessário comprometer a função e a estética.[17]

PRESTAÇÃO DE APOIO ADICIONAL

Pode ser fornecido um apoio adicional com a utilização de implantes dentários. Este apoio adicional traduz-se num melhor desempenho mastigatório. Um paciente que mói ou cerra os dentes pode exercer até 1000 psi de força. A força oclusal máxima num paciente edêntulo pode ser reduzida para 50 psi. A literatura também afirma que quanto mais tempo um paciente é desdentado, menos força ele é capaz de gerar. Existem muitos estudos que apontam para o facto de os doentes com próteses completas terem uma eficiência mastigatória prejudicada. Este estado comprometido pode afetar a saúde geral do doente e, na verdade, pode resultar em doentes que sofrem de distúrbios gastrointestinais e outros distúrbios sistémicos. Restaurar o sistema estomatognático de um doente para uma função mais normal pode melhorar o seu desempenho mastigatório e melhorar a qualidade das suas vidas.[18]

O doente com uma prótese fixa suportada por implantes pode exercer uma força semelhante à de um doente com restaurações fixas nos dentes. A estabilidade e a retenção melhoradas de uma prótese suportada por implantes constituem uma grande melhoria em relação às próteses suportadas por tecidos moles. Os pacientes também apresentam clinicamente um ou mais sinais de falta de suporte posterior. Estes sinais podem incluir, mas não se limitam a, desgaste, abertura e frémito dos dentes anteriores. Na opinião do autor, as próteses parciais suportadas por dentes e mucosa não conseguem restabelecer o suporte posterior a longo prazo devido ao efeito resiliente e semelhante da mucosa. Uma vantagem adicional das restaurações suportadas por implantes é a possibilidade de recuperação.[18] As restaurações de implantes podem ser aparafusadas, cimentadas ou uma combinação das duas. As próteses aparafusadas têm uma história bem documentada de aplicação, e é a preferência dos autores sempre que possível. A possibilidade de recuperação é vantajosa para a reserva, substituição ou recuperação da restauração. Há alturas em que o dentista restaurador pode deparar-se com problemas como:

1. Desapertar o parafuso de fixação,
2. Fratura de porcelana,

3. Fratura de um pilar e
4. Modificação da prótese devido à perda de um implante.

A possibilidade de recuperação pode ser um fator de segurança significativo. As próteses aparafusadas têm a vantagem de serem mais facilmente recuperadas do que as cimentadas.[19]

RESISTÊNCIA ÀS DOENÇAS

As cáries recorrentes podem ocorrer por baixo das restaurações, nas margens das restaurações ou nas superfícies radiculares. Schwartz et al. relataram que a cárie é a causa mais frequente de fracasso das restaurações existentes.[17]

Os implantes têm a vantagem adicional de não serem susceptíveis a cáries dentárias e poderem preservar os dentes adjacentes. Muitas vezes, é necessário decidir quando é que a extração e a colocação de implantes é uma opção viável. Deve ser efectuada uma análise de risco completa. A sabedoria tradicional baseava-se no conceito de tentar salvar o dente por todos os meios necessários. Mesmo quando os pacientes apresentavam uma quantidade significativa de cáries, os clínicos favoreciam a endodontia electiva, o alongamento da coroa e as restaurações extra-coronárias.[19] Com o aparecimento dos implantes dentários, abriu-se uma avenida completamente nova no processo de planeamento do tratamento. Parece haver duas escolas de pensamento. Uma defende o planeamento tradicional

Rationale of implant therapy approach enquanto o outro adoptou uma abordagem mais agressiva com o planeamento do tratamento, e prefere extrair e substituir um dente comprometido num paciente suscetível à cárie por um implante dentário e uma restauração.[20]

O objetivo da implantologia dentária é devolver a saúde oral a um paciente de forma previsível. A utilização de próteses parciais ou completas não permitirá que o paciente recupere a função, a estética, a fala e o conforto normais. As próteses suportadas por implantes oferecem uma solução mais previsível do que as restaurações amovíveis tradicionais. As muitas vantagens transmitidas ao paciente pela utilização de restaurações suportadas por implantes permitem que o paciente funcione com confiança e desfrute de uma melhor qualidade de vida.[21]

CAPÍTULO 3

Osteointegração

Osseointegração, definida como uma ligação estrutural e funcional direta entre osso vivo e ordenado e a superfície de um implante de suporte de carga. O aspeto histológico assemelhava-se a uma anquilose funcional, sem intervenção de tecido fibroso ou conjuntivo entre o osso e a superfície do implante.[22]

O sucesso de qualquer procedimento de implante depende principalmente da inter-relação dos vários componentes de uma equação que inclui o seguinte[23]:

1. Biocompatibilidade do material de implante
2. Natureza macroscópica e microscópica da superfície e dos desenhos dos implantes.
3. O estado do leito do implante num contexto de saúde e morfológico (qualidade do osso)
4. A técnica cirúrgica em si
5. A fase de cicatrização sem perturbações
6. Condições de carga

Fases da osteointegração

A cicatrização óssea direta, tal como ocorre em defeitos, na cicatrização de fracturas primárias e na osteointegração, é activada por qualquer lesão da matriz óssea pré-existente. Quando a matriz é exposta a um fluido extracelular, as proteínas não colagénicas e os factores de crescimento são libertados e a reparação óssea é activada. Uma vez activada, a osseointegração segue um programa comum, biologicamente determinado, que se subdivide em 3 fases[22].

- Incorporação por formação de tecido ósseo;
- Adaptação da massa óssea à carga (deposição de osso lamelar e de fibras paralelas);
- Adaptação da estrutura óssea à carga (remodelação óssea)[22].

Avaliações clínicas da osteointegração:

Foram tentados muitos métodos para demonstrar clinicamente a osteointegração de um material aloplástico implantado. Estes são:

1. A realização de um teste de mobilidade clínica e a constatação de que o implante é móvel é uma prova definitiva de que não está integrado. A presença de estabilidade clínica não pode ser considerada como prova conclusiva de osteointegração.[23]

2. As radiografias que demonstram um contacto aparentemente direto entre o osso e o implante têm sido citadas como prova de osseointegração.[23]

As zonas radiolúcidas à volta do implante são uma indicação clara de que este está ancorado em tecido fibroso, ao passo que a ausência de tais zonas não constitui prova de osteointegração. A razão para isto é que a capacidade de resolução óptima da radiografia é de 0,1 mm, enquanto o tamanho de uma célula de tecido mole é de 0,01 mm; assim, uma zona estreita de tecido fibroso pode ser indetetável por radiografia.[23]

3. A utilização de um instrumento metálico para bater no implante e analisar o som transmitido pode, em teoria, ser utilizada para indicar uma osteointegração correta. No entanto, não existe um "diagrama sonoro" típico definido para o implante osseointegrado, ao contrário do implante ancorado em tecido fibroso. Por conseguinte, os testes clínicos das disposições interfaciais dos implantes apenas são capazes de indicar, de forma aproximada, as verdadeiras respostas dos tecidos.[25]

A osteointegração é também uma medida da estabilidade do implante, que pode ocorrer em 2 fases diferentes: primária e secundária. A estabilidade primária de um implante resulta principalmente do contacto mecânico com o osso compacto. A estabilidade secundária, por outro lado, oferece estabilidade biológica através da regeneração e remodelação óssea. A primeira é um requisito para a estabilidade secundária .[22]

Esta última, contudo, dita o tempo de carga funcional. A estabilidade do implante, uma indicação indireta da osseointegração, é uma medida da imobilidade clínica de um implante. Atualmente, foram sugeridas várias análises de diagnóstico para definir a estabilidade do implante: radiografias padronizadas, teste de resistência ao torque de corte, análise modal e análise de frequência de ressonância (RFA). Atualmente, a aplicação clínica da RFA inclui o estabelecimento de

(1) Uma relação entre o comprimento do implante exposto e os valores de ressonância ou os valores ISQ (2) Diferentes valores ISQ inter e intra-arcos para implantes em várias localizações

(3) Critérios de prognóstico para o sucesso do implante a longo prazo

(4) Critérios de diagnóstico da estabilidade dos implantes.[24]

A avaliação da estabilidade do implante utilizando máquinas de RFA, como a Osstell e a Implomates, ainda tem algumas questões incertas. Estão a ser utilizados clinicamente sem muitos dados conclusivos sobre a interface osso-metal e os valores da frequência de ressonância. É necessária mais investigação para estabelecer uma maior fiabilidade destes dispositivos de diagnóstico[4].

Está a ser utilizado clinicamente sem muitos dados conclusivos sobre a interface osso-metal e os valores da frequência de ressonância. É necessária mais investigação para estabelecer uma maior fiabilidade destes dispositivos de diagnóstico[3].

Factores que determinam o sucesso e o insucesso dos implantes osseointegrados

A osteointegração é a base de um implante endósseo bem sucedido. O processo em si é bastante complexo e existem muitos factores que influenciam a formação e manutenção do osso na superfície do implante. Para compreender plenamente o que influencia a osteointegração, é importante examinar primeiro mais de perto a interface, as caraterísticas de uma superfície que permitem a biocompatibilidade e as superfícies comuns utilizadas e estudadas, como o óxido de titânio e a hidroxiapatite.[24]

Interface osso-implante

A osseointegração é um fenómeno notável em que o osso se opõe diretamente à superfície do implante sem qualquer interposição de colagénio ou matriz fibroblástica. Numerosos estudos concluíram que a resistência de um implante osseointegrado é muito superior à de um implante encapsulado fibrosamente. Além disso, a resistência da interface entre o osso e o implante aumenta logo após a colocação do implante (0-12 semanas). Esta resistência pode, de facto, estar relacionada com a quantidade de osso que rodeia as superfícies do implante. Outro fator que pode afetar a resistência da interface é a estimulação biofísica e o tempo de cicatrização. Estudos demonstraram que ocorrem aumentos mensuráveis nas interações osso-implante durante pelo menos 3 anos[22].

Biocompatibilidade dos implantes

O titânio comercialmente puro é amplamente utilizado como material de implante, uma vez que é altamente biocompatível, tem uma boa resistência à corrosão, não é tóxico para os macrófagos ou fibroblastos, não tem resposta inflamatória nos tecidos peri-implantares e é composto por uma camada de óxido e tem a capacidade de se reparar a si próprio por reoxidação quando danificado.[23] **Óxido de titânio**

Quando o Ti (titânio) ou as ligas de Ti são expostos ao ar ou a ambientes fisiológicos normais, há uma reação com o oxigénio que provoca a formação de uma camada de óxido. Normalmente, o óxido apresenta-se sob a forma de TiO_2. A camada de óxido protege contra a corrosão. Foram encontrados iões de cálcio e fosfato nas camadas de óxido, o que sugere que existe uma troca ativa de iões na interface do implante ósseo. Além disso, foi demonstrado que as superfícies porosas aumentam as interações iónicas, iniciam um sistema duplo de ancoragem física e química e aumentam a capacidade de carga.[24] As superfícies porosas podem também aumentar a resistência à tração através do crescimento tridimensional do osso, bem como aumentar as taxas de cicatrização. A maioria dos implantes disponíveis no mercado é revestida por pulverização de plasma. A pulverização de plasma de titânio envolve gotículas fundidas que são pulverizadas sob a forma de pó na superfície do implante a altas temperaturas. Assim, obtém-se uma maior área de superfície, um maior contacto com o osso e a capacidade de formar uma interligação tridimensional é melhorada.[25] A desvantagem da pulverização de plasma de titânio é o risco de escamação e fissuração devido às elevadas temperaturas de processamento. Além disso, existe o risco de o material desgastado ser implantado na interface osso-implante. A quantidade de fusão do titânio pulverizado por plasma contribui para esta abrasão. Ou seja, quanto maior for a fusão, mais resistente à abrasão é a superfície. Os revestimentos de HA têm a vantagem de aumentar a área de superfície, diminuir as taxas de corrosão e acelerar a formação óssea através de uma diferenciação mais rápida dos osteoblastos. Além disso, devido à biomecânica melhorada, os implantes revestidos com HA são mais capazes de suportar cargas. Outras vantagens da HA incluem um padrão ósseo mais organizado e um maior grau de mineralização na interface, bem como uma maior penetração óssea (o que melhora a fixação). As capacidades de ligação óssea da HA tornam-na uma superfície muito desejável e provavelmente a superfície mais fiável até à data.[22]

Caraterísticas da superfície do implante

A qualidade da superfície determinará a reação dos tecidos a um implante oral. A qualidade da superfície pode ser dividida em três categorias: (1) Propriedades mecânicas, (2) Propriedades topográficas (3) Propriedades físico-químicas.

Propriedades mecânicas

As propriedades mecânicas das superfícies dos implantes estão relacionadas com as potenciais tensões na superfície que podem resultar num aumento da taxa de corrosão e do desgaste relacionado com a dureza do material. O desgaste está relacionado com a resistência do material, mas também com a rugosidade da superfície. Uma técnica para minimizar o desgaste é a implantação de iões.[26]

Rugosidade da superfície

A rugosidade moderada está associada à geometria do implante, como a estrutura do parafuso, e a tratamentos de superfície macroporosa. Estudos anteriores demonstraram que este tipo de rugosidade permitiu o crescimento ósseo e proporcionou um bloqueio mecânico pouco tempo após a colocação do implante. O maior contacto osso-implante (BIC) e a força de torque de remoção sugerem uma maior estabilidade secundária em comparação com implantes lisos e minimamente rugosos. Existem duas teorias principais relativamente à influência da microtopografia da superfície do implante na formação de tecido peri-implantar: (1) A energia da superfície e a

(2) A tensão de distorção.

O tamanho mais pequeno do grão na superfície resulta numa maior energia de superfície, o que é mais favorável à aderência das células. Além disso, as potenciais desvantagens de tornar a superfície do implante mais rugosa incluem problemas de periimplantite e um maior risco de fuga iónica.[26] **Caraterísticas físicas**

Referir factores como a energia e a carga da superfície. Uma superfície com uma energia elevada tem uma afinidade para a adsorção. Por outras palavras, um implante oral com uma energia de superfície elevada pode apresentar uma osseointegração mais forte. O tratamento com descarga incandescente resulta numa elevada energia de superfície, bem como na esterilização do implante. Uma forma prática de medir a energia da superfície é a medição do ângulo de contacto, um método que também determina se uma superfície é hidrofóbica ou hidrofílica (molhabilidade da superfície).[27]

Cama de implante

É necessário um local hospedeiro de implante saudável. No entanto, na realidade clínica, o leito do hospedeiro pode ter sofrido irradiação prévia e osteoporose, para mencionar alguns estados indesejáveis para a implantação. A irradiação prévia não tem de ser uma contraindicação absoluta para a inserção de implantes orais. No entanto, é preferível que seja permitido algum atraso antes de um implante ser inserido num leito previamente irradiado. Além disso, devem ser antecipados cerca de 10-15 % de resultados clínicos mais fracos após uma dose terapêutica de irradiação. Uma tentativa de aumentar as condições de cicatrização num leito previamente irradiado consiste na utilização de oxigénio hiperbárico, uma vez que uma baixa tensão de oxigénio tem definitivamente efeitos negativos na reparação dos tecidos. Foi relatado que fumar produz taxas de sucesso significativamente mais baixas com implantes orais. O mecanismo subjacente a esta diminuição do sucesso é desconhecido, mas a vasoconstrição pode desempenhar um papel importante. Outros problemas clínicos comuns do leito do hospedeiro envolvem osteoporose e rebordos alveolares reabsorvidos. Estes estados clínicos podem constituir uma indicação para o aumento do rebordo com enxertos ósseos. Nos maxilares com volume ósseo insuficiente para a instalação de implantes, tem sido recomendada uma técnica de enxerto para aumentar a quantidade de tecidos duros. Para criar mais osso alveolar sem enxertos, foi testada uma nova técnica cirúrgica, baseada no princípio biológico da regeneração tecidular guiada.[22] É de grande valia em situações de volume ósseo alveolar insuficiente. Técnica Cirúrgica com Mínima violência tecidual no ato cirúrgico é essencial para a osseointegração. Este objetivo depende de um arrefecimento contínuo e cuidadoso enquanto a perfuração cirúrgica é realizada a baixa velocidade. Se for utilizada uma técnica cirúrgica demasiado violenta, o calor de fricção provocará um aumento da temperatura no osso e as células responsáveis pela reparação óssea serão destruídas. No entanto, a relação tempo/temperatura crítica para a necrose do tecido ósseo é de cerca de 47°C aplicada durante 1 min.[23]

Condições de carregamento

O principal fator de sucesso no momento da colocação é a obtenção de estabilidade primária. Qualquer micromovimento durante as fases iniciais da cicatrização óssea causará uma falta de integração. A falha é mais frequentemente causada por sobrecarga devido a forças transmucosas do aparelho amovível sobre o local do implante. Qualquer tentativa de manter um paciente a funcionar com uma restauração provisória fixa durante as fases de cicatrização do tratamento, permitirá uma gestão mais fácil do paciente. Se for considerada a carga imediata no momento da colocação do implante definitivo final, não só a estabilidade inicial deve ser extremamente apertada, como o controlo da oclusão na restauração provisória provisória deve ser ajustado e monitorizado cuidadosamente durante o período de cicatrização inicial[22].

Inovações recentes na tecnologia de implantes dentários para melhorar a osteointegração[23]

1. Utilização de planeamento de tratamentos radiográficos assistidos por computador e fabrico de guias cirúrgicos utilizando software avançado de conceção e fabrico assistido por computador.
2. Superfícies de implantes com propriedades hidrofílicas que promovem a osteocondução de novo crescimento ósseo.
3. Utilização de factores de crescimento humano recombinantes na superfície do implante ou como parte da colocação.
4. Modificações químicas da superfície para acelerar o crescimento ósseo (superfície de óxido de titânio modificada com flúor).

CAPÍTULO 4

Indicações e contra-indicações

INDICAÇÕES[41] :

1. Doentes pediátricos com displasia ectodérmica.
2. Implantes combinados com enxerto ósseo em pacientes com fissura de alvéolo e palato[1].
3. Crianças e adolescentes com anodontia, anodontia parcial, falta de dentes congénita, dentes perdidos devido a traumatismos.
4. Crianças que não cooperam e que têm dificuldade em adaptar-se a aparelhos removíveis
5. Boa higiene oral e motivação do paciente.
6. Pacientes que não podem usar próteses removíveis e têm osso adequado para colocação do implante[1].

CONTRA-INDICAÇÕES[43] :

1. Grupo etário pré-púbere.
2. Indivíduos com surto de crescimento pubertário
3. Espaço mesiodistal inadequado
4. Terapia crónica com esteróides
5. Diabetes não controlada
6. Irradiação de alta dose
7. Condições patológicas dos tecidos duros e moles.
8. Tabagismo e abuso de álcool

Contra-indicações absolutas[43] :

1. Enfarte do miocárdio recente
2. Acidente vascular cerebral
3. Cirurgia de prótese valvular
4. Imunossupressão
5. Perturbações hemorrágicas
6. Tratamento ativo de uma doença maligna
7. Consumo de drogas
8. Doença psiquiátrica
9. utilização intravenosa de bisfosfonatos

Contra-indicações relativas[46]:

1. Adolescência
2. Envelhecimento
3. Osteoporose
4. Fumar
5. Diabetes
6. Genótipo positivo da interleucina-1
7. Vírus da imunodeficiência humana positivo
8. Doenças cardiovasculares
9. Hipotiroidismo

CAPÍTULO 5

Classificação dos implantes dentários

Existem 3 tipos básicos de implantes dentários

a. Implante dentário eposteal
b. Implante dentário endosteal
c. Implante dentário transosteal

Classificação dos implantes[25]

Os implantes dentários podem ser classificados em quatro categorias:

A - Consoante a colocação nos tecidos
B - Em função dos materiais utilizados
C - Dependendo da sua reação com o osso
D - Em função das opções de tratamento

A - Consoante a colocação nos tecidos[23]

i. Endósseo

1 - Forma da raiz
2 - Forma da lâmina (placa)
3 - Estrutura Ramus

ii. Subperiosteal

1. unilateral
2.Completo
3. circunferencial

iii. Transosteal

1. agrafos
2. pino simples
3.Pino múltiplo

B - Dependendo dos materiais **utilizados**[23] - Com base nos materiais utilizados, os implantes podem ser classificados em

i. Implantes metálicos - Titânio, liga de titânio, liga de cobalto-crómio-molibdénio.
ii. Implantes não metálicos - cerâmica, carbono, etc.

C - Dependendo da sua reação com o osso[23] - Com base na capacidade do implante para estimular a formação óssea, os implantes podem ser classificados em

i. Implantes bioactivos - Hidroxiapatite
ii. Implantes bio-inertes - metais

D - Dependendo das Opções de Tratamento[23] - Misch em 1989 relatou cinco opções protéticas de implantes, das cinco as três primeiras são próteses fixas que podem ser substituições parciais ou completas, que por sua vez podem ser cimentadas ou parafusadas[25]. As próteses fixas são classificadas com base na quantidade de estruturas de tecidos duros e moles a serem substituídas. As restantes duas são próteses removíveis que são classificadas com base no suporte derivado[23].

FP- 1: Prótese fixa; substitui apenas a coroa; tem o aspeto de um dente natural.

PF- 2: Prótese fixa; substitui a coroa e uma parte da raiz; o contorno da coroa parece normal na metade oclusal, mas é alongado ou hipercontornado na metade gengival. **PF- 3:** Prótese fixa; substitui as coroas e a cor da gengiva em falta e uma parte do local edêntulo; a prótese utiliza mais frequentemente dentes de dentadura e gengiva acrílica, mas pode ser feita de

porcelana ou metal.
RP-4: Prótese removível; sobredentadura totalmente suportada por implante.
RP-5: Prótese removível; sobredentadura suportada por tecido mole e implante.[24]
O osso pode ser classificado de acordo com a sua estrutura, composição, densidade e volume. Lekholm, Zarb et al. classificaram a qualidade e o volume do osso em quatro tipos, expressos como tipo I, II, III e VI. Esta classificação assemelha-se muito a uma classificação mais recente efectuada por Misch. Misch separa a qualidade e o volume ósseos em duas classificações distintas que podem ser combinadas para fins de diagnóstico específico do paciente e procedimentos de protocolo de perfuração.[(23)] A qualidade óssea é classificada em quatro grupos D1, D2, D3 e D4, sendo que a classificação de Misch sugere uma localização, composição e uma leitura de densidade mensurável (unidades Hounsfield) para cada tipo de osso. A interação entre a qualidade e o volume ósseo tem uma influência direta na taxa de sucesso e no protocolo de perfuração dos implantes endósseos (endósteos), bem como na estética e função da prótese final.[24]

D1 Tipo de osso

O osso Dl é composto por quase toda a massa óssea cortical localizada principalmente na parte anterior da mandíbula. Uma leitura da unidade Hounsfield de 1250 e superior indica osso D1. Este tipo de osso resulta no maior contacto osso-implante (BIC) e numa excecional estabilidade inicial do implante. Devido à sua densidade, este tipo de osso tem menos vasos sanguíneos intrínsecos e depende do periósteo para uma parte significativa do fornecimento de nutrientes e sangue. Aconselha-se uma reflexão conservadora do retalho para diminuir o impacto da interrupção do fornecimento de sangue durante e após a cirurgia. Para minimizar a geração de calor prejudicial durante a osteotomia, é vantajoso utilizar quantidades abundantes de solução salina estéril pré-arrefecida para arrefecimento. Pequenos incrementos no diâmetro da broca, combinados com velocidades de perfuração de cerca de 2000 rpm e uma força de cerca de 2 kg, garantirão um corte ósseo eficiente, enquanto a produção de calor é mantida a níveis aceitáveis. A utilização de um movimento de bombagem lento irá diminuir ainda mais a produção de calor.[25]

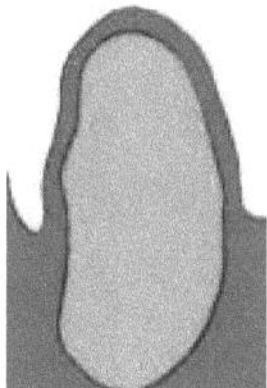

D2 Tipo de osso

O osso D2 é composto por uma camada crestal espessa de osso cortical e osso trabecular grosseiro por baixo do osso cortical. Este tipo de osso pode ser encontrado maioritariamente na mandíbula anterior e posterior. Uma leitura de Hounsfied entre 850 e 1250 unidades é indicativa de osso D2. Este tipo de osso oferece um excelente rácio BIC e apresenta uma vascularização intrínseca abundante devido à sua estrutura grosseira. O protocolo de perfuração é ligeiramente menos exigente em termos de sequência de diâmetros de perfuração, podendo ser necessárias menos perfurações para atingir as dimensões finais da osteotomia. A velocidade da broca, a força exercida, o movimento de bombeamento e a irrigação com solução salina estéril pré-resfriada são os mesmos do osso D1.[26]

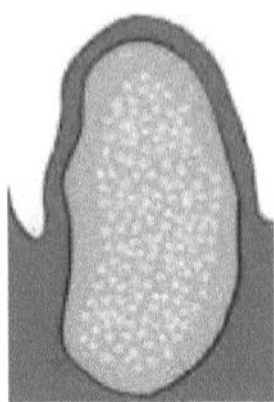

D3 Tipo de osso

O osso D3 é composto por uma camada crestal porosa de osso cortical e osso trabecular fino por baixo do osso cortical. Este tipo de osso pode ser encontrado maioritariamente na maxila anterior e posterior, mas também na mandíbula posterior. Uma leitura Hounsfield entre 350 e 850 unidades é indicativa de osso do tipo D3. Devido à arquitetura porosa do osso D3, o BIC é significativamente reduzido e justifica um protocolo e procedimento de perfuração modificados.[27] Pode ser indicado um número reduzido de brocas e um osteótomo para alcançar as dimensões finais da osteotomia em combinação com uma velocidade de perfuração reduzida (1500 rpm) e força. Cada fabricante de implantes recomenda gamas específicas de velocidade de perfuração para brocas específicas para cada tarefa. Deve ter-se muito cuidado para não criar uma osteotomia oval ou perfurar a placa vestibular no maxilar anterior. O maxilar anterior apresenta um ambiente desafiante porque o aspeto palatino do maxilar anterior é frequentemente mais denso e espesso do que a porção labial, forçando a broca durante a osteotomia e o implante durante a inserção mais para baixo, resultando numa possível osteotomia elíptica e numa placa labial perfurada. Para melhorar ainda mais a osseointegração e contrariar a densidade óssea limitada, pode ser favorável utilizar implantes com um revestimento de plasma de titânio (TPS) ou de hidroxilapatite (HA). A estrutura grosseira do osso D3 é bem vascularizada e, por conseguinte, ajuda na osteointegração.[26]

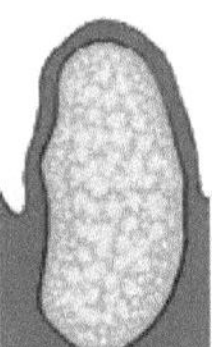

D4 Tipo de osso

O osso D4 é composto principalmente por osso trabecular fino e, frequentemente, pela ausência de osso cortical. Este tipo de osso pode ser encontrado maioritariamente na parte posterior do maxilar e representa o maior desafio na colocação de implantes. Uma leitura de Hounsfield entre 150 e 350 unidades é indicativa de osso D4. Devido à arquitetura trabecular fina e, frequentemente, à ausência de uma estrutura óssea cortical, o osso D4 resulta na menor quantidade de BIC. Tal como no caso do osso D3, é necessário um procedimento cirúrgico e um protocolo de perfuração modificados. Uma osteotomia subdimensionada e a utilização de osteótomos para condensar, em vez de remover o osso, aumentarão a previsibilidade e a taxa de sucesso em combinação com implantes revestidos com TPS e HA.[25]

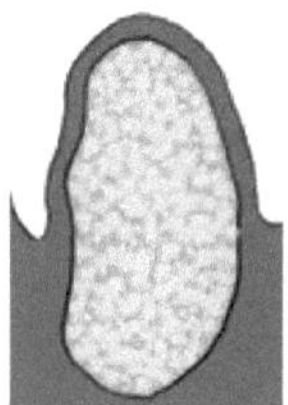

BIOMECÂNICA

As cargas gravitacionais têm uma influência substancial na fisiologia esquelética normal. A diferenciação dos osteoblastos, que conduz à formação de novo osso, é estimulada pela carga mecânica, mas inibida pela ausência de peso. Estudos efectuados em voos espaciais estabeleceram que a gravidade ajuda a manter a massa do esqueleto. Uma parte substancial da carga fisiológica da mandíbula está relacionada com a postura antigravitacional. Na postura erecta, a gravidade tende a abrir a boca; a força muscular é utilizada para manter a boca fechada. A gravidade provou ser um fator importante no mecanismo de crescimento secundário da mandíbula.[27]

A carga mecânica é essencial para a saúde do esqueleto. O controlo da maior parte da modelação óssea e de alguns processos de remodelação está relacionado com o historial de deformação, que normalmente é definido em microdeformação (με). A carga repetitiva gera uma resposta específica, que é determinada pela tensão de pico. Numa tentativa de simplificar os dados frequentemente contraditórios, Frost propôs a teoria do mecanóstato. Revendo a base teórica desta teoria, Martin e Burr propuseram que (1) a carga sublimiar inferior a 200 με resulta em atrofia por desuso, que se manifesta como uma diminuição da modelação e um aumento da remodelação; (2) a carga fisiológica de cerca de 200 a 2500 με está associada a actividades normais e em estado estacionário; (3) cargas que excedem a tensão mínima efetiva (cerca de 2500 με) resultam em um aumento hipertrófico na modelagem e uma diminuição concomitante na remodelação; e após as tensões de pico excederem cerca de 4000 με, a integridade estrutural do osso é ameaçada, resultando em sobrecarga patológica é uma representação do mecanostato.[28] Muitos dos conceitos e níveis de micro-deformação são baseados em dados experimentais. A gama de deformações para cada resposta varia provavelmente entre espécies e pode ser específica do local no mesmo indivíduo. No entanto, o mecanostato fornece uma referência clínica útil para a hierarquia das respostas biomecânicas às cargas aplicadas. A função normal ajuda a construir e a manter a massa óssea. Os ossos com carga insuficiente atrofiam em resultado do aumento da frequência de remodelação e da inibição da formação de osteoblastos. Nestas condições, perdem-se as ligações trabeculares e os córtices são afinados a partir da superfície endosteal. Eventualmente, o esqueleto fica enfraquecido até não conseguir manter a sua função normal. Assumindo que o balanço negativo de cálcio é corrigido e que se mantém uma estrutura óssea adequada, os doentes com um historial de osteoporose ou outra doença óssea metabólica são candidatos viáveis a procedimentos dentários reconstrutivos.

O fator crucial é a massa óssea residual na área de interesse após o processo de doença ter sido interrompido.[28]

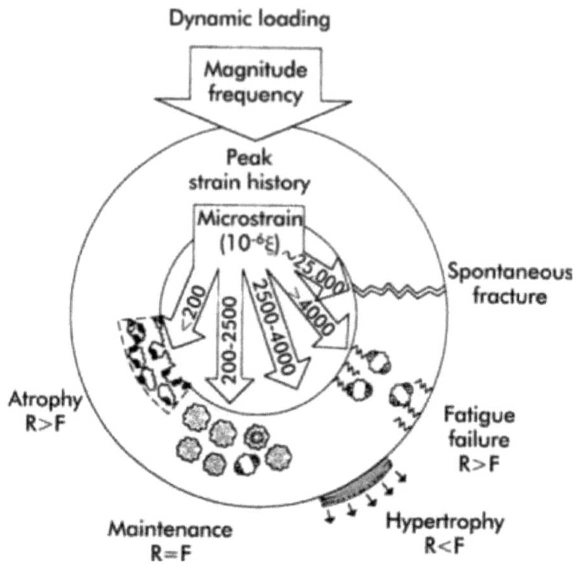

Quando a flexão (deformação) excede o intervalo fisiológico normal, o osso compensa adicionando novo tecido mineralizado na superfície periosteal. A adição de osso é um mecanismo de compensação essencial devido à relação inversa entre a carga (magnitude da deformação) e a resistência à fadiga do osso. Quando a carga é inferior a 2000 με, o osso lamelar pode suportar milhões de ciclos de carga, mais do que uma vida inteira de função normal. No entanto, o aumento da carga cíclica para 5000 με (cerca de 20% da resistência máxima do osso cortical) pode produzir uma falha por fadiga em 1000 ciclos, o que é facilmente alcançado em apenas algumas semanas de atividade normal. A sobrecarga repetitiva a menos de um quinto da resistência máxima do osso lamelar (25.000 με, ou 2,5% de deformação) pode levar à falência do esqueleto, fracturas de stress e dores nas canelas.[28]

Do ponto de vista dentário, a prematuridade ou parafunção oclusal pode levar ao comprometimento do suporte ósseo periodontal. A falha por fadiga localizada pode ser um fator de fissura periodontal, recessão alveolar, obliteração dentária (cavidade cervical) ou artrose da ATM. Evitar a prematuridade oclusal e a mobilidade dentária excessiva, ao mesmo tempo que se consegue uma distribuição óptima das cargas oclusais, são objectivos importantes do tratamento ortodôntico. O aparelho mastigatório humano pode atingir uma força de mordida de mais de 2200 N, ou mais de 500 libras de força. Devido à alta magnitude e frequência das cargas orais, a prematuridade funcional durante o tratamento reconstrutivo pode contribuir para incidências isoladas de fissuras alveolares e reabsorções radiculares. A mobilidade excessiva dos dentes deve ser monitorizada cuidadosamente. A prevenção de prematuridades oclusais é uma preocupação especial no tratamento de dentes periodontalmente comprometidos.[27]

CAPÍTULO 6

Avaliação médica e clínica

Uma boa história dentária e médica é o início de qualquer planeamento de tratamento dentário. A história dentária ajudará a identificar a causa da perda de dentes e as razões pelas quais o paciente está a procurar uma substituição. Se o paciente perdeu os seus dentes devido a doença periodontal, existe o risco de desenvolver peri-implantite, a menos que a sua higiene oral e outras causas subjacentes à doença periodontal não sejam corrigidas.[30]

O sucesso de qualquer procedimento cirúrgico de implante depende da seleção e preparação cuidadosas do doente. A imagiologia é uma parte irrefutável da avaliação pré-operatória do implante para determinar a viabilidade da instalação do acessório. É um dos meios mais precisos através dos quais o clínico pode avaliar as caraterísticas morfológicas do local de fixação proposto, selecionar o implante de tamanho adequado e avaliar o acessório periodicamente após a sua colocação[29].

A avaliação inclui[30]

1. Avaliação do local proposto para o implante
2. Determinação da quantidade e qualidade dos ossos
3. Avaliação da inclinação do processo alveolar
4. Localização das estruturas anatómicas adjacentes
5. Detetar a patologia existente

1. Consulta inicial

A consulta inicial é o primeiro processo de avaliação, permitindo assim o preenchimento e a revisão dos questionários da história médica e dentária e a avaliação preliminar do paciente, a nível emocional e psicológico. Na recolha da história do doente, regista-se o perfil do doente, anotando-se a idade, o sexo e a situação profissional. Em seguida, a queixa principal é registada nas palavras do doente[28].

Durante a recolha da história clínica, deve ser dada especial atenção à capacidade do doente para suportar física e emocionalmente todos os procedimentos que possam ser necessários na terapia com implantes, incluindo a cirurgia, uma variedade de anestésicos, medicamentos para controlo da dor e reabilitação protética. Deve ser anotada a história de condições médicas não controladas, como a diabetes, a hipertensão, o registo de alergias a medicamentos e informações sobre quaisquer medicamentos que o doente possa estar a consumir.[29]

Deve ser anotado o historial dentário anterior com uma história de doença periodontal, cáries, traumatismos, alterações na oclusão ou no sorriso, qualquer patologia oral ou hábitos tabágicos. Se houver um historial de alteração da oclusão, devem ser examinadas e registadas as pequenas alterações decorrentes da falta de um dente, as grandes discrepâncias de oclusão ou as alterações da articulação temporomandibular. A consulta permite uma oportunidade de conhecer o doente e pode também ser utilizada como um processo de seleção de doentes, no qual o clínico estabelece se pode satisfazer as expectativas do doente e estabelecer uma relação de sucesso a longo prazo[30].

2. Historial médico

A história clínica é uma parte essencial do processo de diagnóstico e pode ter uma influência direta no plano de tratamento e no prognóstico. A história clínica é normalmente completada na primeira consulta, tornando-se um fator importante para estabelecer uma relação e ganhar confiança. As perguntas sobre a experiência médica passada podem revelar o nível de tolerância à dor do doente e um questionamento mais aprofundado revelará também factores como a adaptabilidade à mudança[29].

Perguntas adicionais abordam a idade de qualquer prótese existente e a razão presumida para a perda do dente (cárie, doença periodontal, trauma ou outros). A cárie recorrente indica uma elevada atividade de cárie , que pode ser, para além das recomendações dietéticas necessárias, um fator decisivo para a manutenção ou substituição de um dente pilar questionável. Os doentes com antecedentes periodontais correm um risco mais elevado de potenciais peri-implantites, que podem levar ao fracasso tardio do implante. Este conhecimento pode também afetar o tratamento

planeamento. A perda de dentes anteriores na sequência de um traumatismo acidental está frequentemente associada a defeitos avançados do rebordo alveolar e o potencial envolvimento dos dentes adjacentes tem de ser excluído. Em geral, a quantidade insuficiente de osso para a estabilização do implante já não é considerada uma contraindicação, devido à aplicação bem sucedida de procedimentos de aumento com regeneração óssea guiada. O esforço adicional, no entanto, deve ser razoável e o paciente deve estar disposto a assumir o ónus cirúrgico, especialmente quando são necessários procedimentos em duas fases com enxertos ósseos de locais extra-orais.[30]

As contra-indicações gerais para o tratamento com implantes são raras e estão principalmente relacionadas com um risco acrescido para os doentes submetidos ao procedimento cirúrgico, por exemplo, doentes com mau estado de saúde geral, o que pode interferir com o tratamento cirúrgico e/ou exigir supervisão médica. A idade cronológica por si só não é uma contraindicação para a colocação de implantes mas, particularmente em pacientes mais velhos, a decisão deve depender da necessidade do tratamento e da capacidade do paciente para tolerar o procedimento.[27]

Em adultos jovens que necessitam de substituição de um único dente na região anterior, a colocação de implantes deve ser adiada após os 25 anos de idade, devido às alterações prolongadas na altura da face anterior e na rotação posterior da mandíbula, particularmente nas mulheres.[26]

Até à década de 1990, várias doenças gerais eram consideradas como contra-indicações estritas, tais como perturbações metabólicas (por exemplo, diabetes, hipertiroidose), doenças cardiovasculares (por exemplo, hipertensão, insuficiência cardíaca, doença cardíaca isquémica), doenças ósseas sistémicas (por exemplo, osteomalácia, ostite deformante, osteoporose) ou perturbações do sistema hematopoiético (por exemplo, anemia, diátese hemorrágica). Atualmente, estas condições indicam o tratamento com implantes sob supervisão médica e devem ser consideradas precauções especiais, como a profilaxia antibiótica, a substituição de cálcio ou a substituição de factores de coagulação. As doenças erosivas (por exemplo, epidermólise bolhosa, líquen plano) e a hipossalivação com sintomas de xerostomia (por exemplo, em doentes com síndrome de Sjogren ou artrite reumatoide) não constituem uma contraindicação para o tratamento com implantes.[29]

Pelo contrário, uma vez que os pacientes com hipossalivação correm um maior risco de desenvolver lesões de cárie devido à diminuição da capacidade tampão salivar e à reduzida remineralização do esmalte e da dentina, os implantes podem ser favoráveis em relação a dentes com prognósticos questionáveis.[26]

Diversas condições e medicamentos interferem com a cicatrização de uma ferida sem complicações e colocam o doente em maior risco de fracasso do implante, por exemplo, alcoolismo, tabagismo, uma pontuação elevada na American Society of Anesthesiology (ASA), doença periodontal e radioterapia. A osteonecrose da mandíbula, tal como observada

em doentes após radioterapia da cabeça e pescoço, também foi detectada em doentes que receberam bifosfonatos intravenosos. Este medicamento foi introduzido como uma modalidade de tratamento em doentes com doença óssea metastática, em hipercalcemia grave de malignidade e para tratar defeitos de reabsorção óssea no mieloma múltiplo.[28]
Os bisfosfonatos são também utilizados para o tratamento da doença de Paget do osso, da osteoporose grave e para o tratamento da ossificação heterotópica após uma prótese total da anca e um traumatismo da coluna vertebral. Na terapêutica com bifosfonatos, a reabsorção óssea e a remodelação normal da renovação óssea são inibidas através da supressão do recrutamento e da atividade dos osteoclastos. Os doentes que tomam medicamentos intravenosos durante mais de dois anos e os que também utilizam glucocorticóides, quimioterapêuticos ou recebem radiação para metástases ósseas na mandíbula estão particularmente expostos ao risco de desenvolver osteonecrose associada aos bisfosfonatos (BON), enquanto os que tomam bisfosfonatos orais em doses baixas durante um curto período estão expostos a um risco menor. De acordo com o Conselho de Assuntos Científicos, a colocação de implantes em doentes que tomam bifosfonatos deve ser cuidadosamente considerada, especialmente quando é necessária uma cirurgia extensa com aumento ou regeneração óssea.[29]

3. Exame clínico

O exame clínico inclui vários aspectos extra e intra-orais, dando especial atenção ao contorno do osso alveolar e dos tecidos moles e à possível reconstrução do implante. Aconselha-se uma abordagem sistemática e abordam-se os seguintes aspectos extra-orais 27
parâmetros[27]:

(1) Proporções faciais corretas (divididas em 3 terços: da linha do cabelo à sobrancelha, ao ponto subnasal, ao queixo).

(2) Simetria facial de frente e de perfil: paralelismo entre a linha bipupilar, a linha do sorriso, o plano oclusal e o plano do campista.

(3) Necessidade de suporte do lábio e da bochecha: os pacientes com próteses removíveis devem ser avaliados com e sem a restauração existente no local, de modo a que possa ser planeada uma flange de prótese para um suporte adequado, se considerado necessário.

(4) Classificação do esqueleto facial (normal, prognata, retrognata), necessidade de compensação de um perfil côncavo: verificar a relação do lábio superior e inferior com o plano estético (linha que vai da extremidade do nariz ao queixo) para o "melhor equilíbrio dos lábios", que é dado com distâncias iguais ou com o lábio inferior ligeiramente mais próximo deste plano.

(5) Relação intermaxilar: dimensão vertical oclusal "OVD" (correta, reduzida, aumentada); distância interoclusal "ID" em repouso (correta com 2-4 mm, reduzida, aumentada). Em situações com uma dimensão vertical oclusal reduzida, é importante avaliar se a distância interoclusal está aumentada e a DVO pode ser elevada até à dimensão desejada, ou se ocorreu uma adaptação muscular e a DI diminuiu concomitantemente, sendo necessário um aumento faseado da DVO.[29]

(6) Posição do bordo incisal dos centrais maxilares e plano oclusal: a posição do bordo incisal dos centrais ultrapassando ligeiramente o plano oclusal (cerca de 1-2 mm abaixo) é um ponto-chave para avaliar a posição adequada do plano oclusal e a relação de mordida.
A posição dos centrais é avaliada em repouso e relacionada com o comprimento do lábio superior, bem como durante o sorriso, em relação à altura da linha do sorriso. O comprimento do lábio superior é medido a partir da base da coluna (subnasal) até ao filtro em repouso e

determina a quantidade de bordos incisais dos centrais maxilares visíveis durante o repouso. Com um comprimento de lábio curto (10-15 mm) são visíveis cerca de 4 mm, com um comprimento médio (21-25 mm) são expostos aproximadamente 2 mm, e com um comprimento de lábio superior longo (31-35 mm) os incisivos são pouco visíveis (0,25 mm). Os pacientes com uma linha de sorriso alta geralmente expõem toda a coroa clínica com os tecidos gengivais circundantes, enquanto que com uma linha de sorriso média, os incisivos centrais são principalmente visíveis, e com uma linha de sorriso baixa, menos de 75 por cento do comprimento dos incisivos é exposto. Quando o rebordo alveolar é exposto em pacientes com uma linha de sorriso alta, deve ser dada especial atenção aos aspectos estéticos e à previsibilidade do resultado de um possível tratamento com implantes.[27]

(7) Teste neurológico das áreas inervadas pelo nervo trigémeo para verificar eventuais anomalias de sensibilidade, para servir de avaliação de base em caso de lesões nervosas intra-operatórias.[29]

(8) Movimento e função da articulação temporomandibular, contração ou hipertrofia da musculatura facial como indicador de hábitos parafuncionais (juntamente com facetas de abrasão e desgaste nas superfícies oclusais).[30]

4. Exame intra-oral

O exame intra-oral é um processo visual e de palpação. Os tecidos moles intra-orais são examinados para detetar qualquer patologia. A avaliação da língua e dos hábitos parafuncionais deve ser examinada juntamente com o impulso lateral e frontal da língua e os factores de força. A fixação muscular na face vestibular ou lingual dos dentes naturais ou no local do implante deve ser avaliada. O exame intra-oral inclui[29]:

(1) Exame dentário, incluindo restaurações e reconstruções existentes, dentes cariados e obturados, avaliação da higiene oral, exame periodontal e teste da polpa dentária; deteção de dentes mal posicionados (alongamento, intrusão, posição ectópica dos dentes); linha média entre os incisivos centrais superiores correspondente à posição do filtro.

(2) Regiões edêntulas: defeitos do rebordo (verticais, horizontais, combinados), relação coroa/osso (distância entre a posição ideal das coroas clínicas e o osso subjacente), compensação do defeito com tecidos moles e/ou duros viáveis ou base de prótese necessária.[30]

(3) Qualidade/quantidade da mucosa e contorno do osso subjacente: são registadas quaisquer patologias e pontos de pressão e é examinada a magnitude da reabsorção do rebordo alveolar. A qualidade e a quantidade da mucosa com o osso subjacente podem ser avaliadas por palpação e/ou sondagem. Uma mucosa espessa e queratinizada é mais fácil de moldar para obter um trigono inter-implantar do tipo papilar do que um tecido do rebordo fino, flácido e não queratinizado. Uma espessura suficiente da mucosa ajuda a esconder a margem do pilar e facilita o perfil de emergência correto da coroa clínica [30].

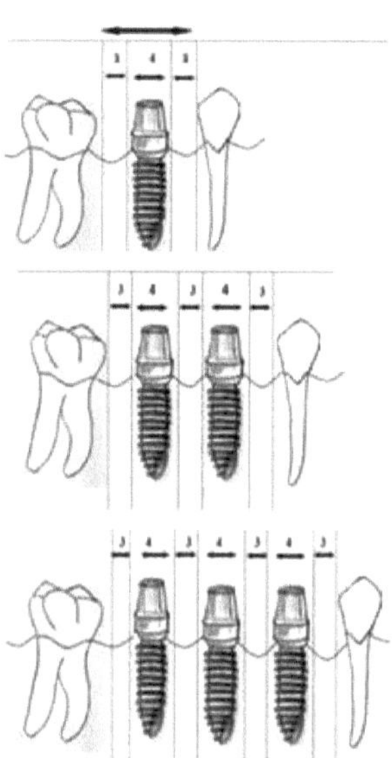

(4) Prótese existente: a base da prótese, a relação inter ou intramaxilar, o tamanho, a forma, a posição e a cor dos dentes da prótese são avaliados. Dependendo do planeamento posterior, é decidido se a restauração existente é suficiente e se a disposição dos dentes é aplicável à nova restauração, se esta restauração pode servir como provisória ou se é necessário um diagnóstico adicional e uma prótese provisória.[31]

(5) Estado oclusal e exame funcional: o diagnóstico de hábitos parafuncionais (bruxismo, cerramento) pode ser deduzido a partir de achados clínicos de tensão muscular e hipertrofia, abrasão dentária, atrito e facetas de desgaste. Embora a parafunção em si não seja uma contraindicação para a colocação de implantes, pode, se não for controlada, causar complicações técnicas, como fracturas de parafusos ou estruturas devido a sobrecarga. Por conseguinte, a terapia inicial dos distúrbios temporomandibulares é indicada pré-cirurgicamente para reduzir as eventuais tensões oclusais e proporcionar melhores hipóteses de sucesso a longo prazo[32].

5. Exame de diagnóstico exaustivo

Os sinais iniciais do doente são documentados, como a tensão arterial, o pulso e a respiração, e os aspectos pertinentes da história clínica são investigados através de radiografias de rastreio, incluindo panorâmicas e um conjunto completo de radiografias periapicais[33].

a. Radiografia de película simples

Continua a ser a modalidade mais utilizada para a avaliação pré e pós-operatória de implantes. As radiografias periapicais e oclusais são conhecidas por fornecerem os melhores pormenores de imagem com o mínimo de distorção geométrica de todas as modalidades disponíveis[33].

b. Radiografia periapical

Fornecem informações detalhadas sobre as dimensões em comprimento e altura do osso disponível em pequenas secções. São indicadas para a substituição de um único dente, mas é difícil localizar o canal alveolar inferior na região do primeiro molar e o posicionamento correto da película é difícil na região edêntula. Não fornecem informações sobre a dimensão vestibulolingual e esta modalidade é limitada pela sua natureza 2d.[32] **c. Radiografia oclusal**

Normalmente utilizadas em conjunto com as radiografias periapicais e mostram a largura vestibulolingual entre os extremos das placas corticais vestibular e lingual.[33] **Desvantagens**[33]

1. Não mostra a extensão medial e lateral do osso cortical que delineia o processo alveolar, uma vez que apresenta apenas os extremos da placa cortical.
2. Esta modalidade é limitada pela sua natureza 2d.

d. Radiografia panorâmica

Apresentam cortes de imagem através dos maxilares, produzindo uma única imagem da maxila e da mandíbula e das suas estruturas de suporte num plano frontal. Apresentam estruturas anatómicas como a cavidade nasal, o seio maxilar, o canal alveolar inferior e o forame mental e são indicadas quando se planeiam múltiplas colocações de implantes.[31]

Desvantagens[30]

1. A resolução é menor quando comparada com a radiografia intra-oral.
2. Ocorre uma ampliação da imagem de 10-20%, que não é uniforme. Esta ampliação é indesejável tanto para a seleção de implantes como para a avaliação do local do implante.
3. Pode ocorrer distorção geométrica e sobreposição de imagens de dentes.
4. Ocorre a sobreposição da região anterior pela coluna vertebral.

e. Radiografia cefalométrica

Apresenta uma imagem dos ossos do crânio e da face no plano médio-agital. Fornece informações mais exactas sobre a inclinação, a altura e a largura do osso alveolar na linha média, em comparação com as radiografias panorâmicas. Fornece informações sobre a relação dos maxilares quando a imagem é tirada com os dentes em oclusão. A posição e a relação do forame mental, da fossa nasal e do seio maxilar com as estruturas adjacentes podem ser avaliadas[29].

Desvantagens[29]

1. Ocorre uma ampliação da imagem de 6-15%, o que leva a erros de medição do local do implante. 2. A resolução da imagem é inferior quando comparada com as radiografias intra-orais.

f. Radiografia digital

Foi introduzida pela primeira vez em 1987 e tornou-se popular muito rapidamente. Nesta modalidade, a película convencional foi substituída por um "dispositivo de acoplamento carregado" (ccd).

1. Permite a aquisição rápida de imagens.
2. É possível o reforço pós-aquisição.
3. Facilidade de armazenamento, recuperação e transmissão de imagens para locais remotos a partir da base de dados.[30] **Desvantagens**[30]

1. A radiografia digital não tem a resolução da radiografia em película.
2. Tem uma área de imagem ativa muito mais pequena (17 *x* 26 mm) em comparação com a película iopa (32 *x* 41 mm).
3. Existem muito poucos estudos sobre a utilização desta técnica para a avaliação do local pré-cirúrgico. **g. Tomografia computorizada**

Considerada a ferramenta da nova era, combina o conceito de radiografia de camada fina (tomografia) com a síntese informática da imagem. Foi aplicada pela primeira vez com sucesso em implantologia na década de 1980. Na tomografia computorizada (TC), são obtidos múltiplos cortes axiais finos a pequenas distâncias através dos maxilares e os dados são reformatados com um pacote de software especial para produzir imagens transversais, panorâmicas e 3D[30].

A tomografia computorizada capta sempre imagens de toda a arcada, e normalmente não é utilizada para substituições de um único dente.

1. Pode determinar a densidade óssea em qualquer região do maxilar.
2. A imagem 3d ajuda a localizar com exatidão as estruturas vitais.
3. O operador tem acesso a uma gama completa de contrastes.
4. Calcula automaticamente a altura e a largura do osso numa região especificada.
5. A informação fornecida é uma imagem em tamanho real, o que é altamente desejável para facilitar as medições.[31]

Desvantagens[31]

Trata-se de uma modalidade dispendiosa.

1. É necessário um radiologista especializado para interpretar a imagem.
2. Dosagem de radiação elevada quando comparada com a técnica radiográfica convencional.
3. A posição da cabeça do doente deve manter-se constante durante todo o processo de imagiologia, que dura cerca de 15-20 minutos[30].

CAPÍTULO 7

Tomografia computorizada e planeamento do tratamento

O diagnóstico por imagem evoluiu imenso nas últimas décadas. As tentativas iniciais de captar imagens de secções transversais de potenciais locais de implantes utilizaram tomografia convencional de raios X ou scanners médicos multislice (lineares ou em espiral) de TC. Existiam muitas deficiências em termos de clareza e detalhe causadas por artefactos, dispersão do feixe e fraca resolução.[31]

Os scanners de tomografia computorizada de feixe cónico (CBCT), desenvolvidos no final da década de 1990, são atualmente o dispositivo de diagnóstico por imagem mais prevalente e mais utilizado para a avaliação das estruturas da cabeça e do pescoço. Estão a evoluir rapidamente e são atualmente utilizados para criar imagens de diagnóstico em 3-D de todos os aspectos da região dentoalveolar e maxilofacial. Os recentes avanços nos detectores, processadores e software aumentaram significativamente a resolução da imagem, reduzindo simultaneamente a exposição dos pacientes à radiação.[30]

O aumento do preço e o tamanho relativamente compacto dos scanners de CBCT permitiram que muitos dentistas os instalassem nos seus consultórios, o que aumentou ainda mais a acessibilidade à utilização de imagens 3-D para um maior número de pacientes e objectivos em medicina dentária.[31]

Atualmente, para além do diagnóstico pré-cirúrgico do local do implante e do planeamento do tratamento, existem muitas aplicações para a imagiologia por TCFC, incluindo ortodontia, endodontia, traumatismo maxilofacial, avaliação dos seios nasais e das vias respiratórias, medicina do sono, dor orofacial, patologia oral e muito mais. A imagiologia convencional em 2-D, como as radiografias periapicais e panorâmicas, são ferramentas de diagnóstico muito boas para avaliar a patologia e a anatomia normal. No entanto, a medição do osso para colocação de implantes está limitada a um único plano (ou seja, altura superior-inferior e largura mesiodistal). As imagens convencionais não permitem a medição ou avaliação de estruturas na dimensão vestibulolingual e a avaliação volumétrica é inexistente. A aplicação correta das imagens de TCFC para o exame do doente requer um conhecimento profundo da tecnologia e das diretrizes para a utilização desta poderosa ferramenta. As indicações para a aquisição de imagens de TCFC incluem a avaliação diagnóstica pré-cirúrgica de potenciais locais de implantes, a simulação de implantes, o planeamento do tratamento, a geração de guias cirúrgicos por computador e a avaliação pós-cirúrgica do tratamento com implantes e/ou complicações dos implantes[31].

Imagiologia CBCT

As dimensões e a qualidade das imagens de CBCT variam consoante a unidade e as definições. Existe uma vasta gama de resoluções, campos de visão (FOV) e tempos de exposição. As imagens de resolução mais baixa obtidas com um tamanho de voxel maior são vantajosas para reduzir a dose de radiação e o tempo de reconstrução. Um FOV pequeno (por exemplo, 0 40 x H 40 mm) pode reduzir o volume de tecido exposto à radiação, enquanto um FOV grande pode permitir uma avaliação abrangente das estruturas da cabeça e do pescoço. As imagens com FOV grande são indicadas quando é necessária a avaliação de estruturas bilaterais ou de uma região extensa da cabeça e do pescoço. Dependendo das necessidades de cada paciente e dos objectivos de diagnóstico do médico, a resolução, o FOV e o tempo de exposição podem ser optimizados para minimizar a exposição do paciente à radiação, maximizando a clareza e a nitidez da imagem para o fim em vista.[32]

Uma das vantagens mais óbvias das imagens de CBCT em relação às imagens radiográficas convencionais é a capacidade de visualizar e medir estruturas anatómicas em três dimensões.[33]

Os dados de imagem podem ser visualizados num plano ou curva definidos pelo operador. As medições podem ser efectuadas de forma linear ou volumétrica, sendo esta última adequada para a simulação de implantes e planeamento de tratamentos. Alguns scanners incluem software que facilita a rotulagem visual e a identificação de estruturas anatómicas importantes, como canais nervosos e seios nasais, bem como a simulação por computador da colocação de implantes. A capacidade de exportar dados como ficheiros DICOM (Digital Imaging and Communications in Medicine) também permite o carregamento de dados de imagem para aplicações de software de terceiros para visualização de estruturas anatómicas, simulação de implantes e planeamento de tratamentos.[33]

A imagiologia por TCFC é útil para o planeamento pré-cirúrgico de implantes mas, como em qualquer procedimento que inclua exposição a radiação, não é isenta de riscos. A quantidade de exposição à radiação de um exame de TCFC é significativamente inferior à de um exame de TC médico multislice, mas superior à da imagiologia convencional. A decisão de utilizar imagens de TCFC deve basear-se nas necessidades individuais do doente, após uma história médica/dentária e um exame clínico completos. Em última análise, o médico deve decidir se a informação da TCFC é suficientemente importante e valiosa para complementar a informação clínica e radiográfica existente e para justificar o aumento do custo e da exposição à radiação.[34] Em 2008, o Conselho Executivo da Academia Americana de Radiologia Oral e Maxilofacial propôs diretrizes e princípios para a utilização adequada da TCFC em medicina dentária. Afirmaram que os benefícios para o paciente devem superar os riscos associados à exposição à radiação ionizante. Ao tomar decisões sobre a exposição de pacientes à radiação, os médicos devem sempre aderir a

Princípios ALARA, que é um acrónimo de "tão baixo quanto razoavelmente possível". Numa revisão sistemática recente que avaliou a utilização de imagens de CBCT em implantologia dentária, concluiu-se que os exames de CBCT se justificam em casos de estética anterior, pré e pós

enxerto ósseo e avaliação das complicações pós-operatórias.[35]

Diagnostic Capabilities of the Imaging Techniques Used in Implant Dentistry

Modality	Dental pathology	Jawbone pathology	Structure and density	Bone shape and contour	Anatomical boundaries	Superior-Inferior measurements	Mesial-Distal measurements	Buccal-Lingual measurements	Export for implant planning
Intraoral radiography	++	-	++	,	+	++	++	,	N
Panoramic radiography	+	-+	++	,	+	++	.	,	N
Lateral (profile) radiography	,	.	.	-/+	,	.	.	,	N
Conventional tomography	.	-	.	+	+-	++	.	+-	N
Cone beam computed tomography	+/++	-+-	+/+++	+++	+--	+++	+++	+--	Y
Computed tomography	+	+--	+	+++	---	+++	+++	+--	Y

Indicações de diagnóstico

Atualmente, uma das indicações mais comuns para a imagiologia por TCFC é a avaliação diagnóstica pré-cirúrgica de potenciais locais de implantes. Os exames tridimensionais são utilizados principalmente para avaliar a quantidade e a qualidade do osso disponível num determinado local. Este processo ajuda, em última análise, a determinar o tamanho e a posição dos implantes a colocar. A imagiologia detalha a localização das estruturas vitais na área a evitar, avalia as áreas de deficiência óssea que podem necessitar de aumento e avalia a qualidade do osso, bem como a posição do osso relativamente ao local proposto para o implante e à restauração protética planeada. Para casos que envolvam dentes comprometidos, as imagens de CBCT podem facilitar o diagnóstico da patologia dentária, ajudar a determinar o prognóstico do dente e permitir o planeamento cirúrgico pré-extração.[36] **Dentes**

Muitas vezes, a avaliação inicial de potenciais locais de implante começa com o diagnóstico e a avaliação prognóstica de um dente ou dentes com falhas. A CBCT tem uma excelente capacidade de diagnóstico de patologias dentárias e dos maxilares, bem como da estrutura, densidade, forma e contorno do osso em todas as dimensões, desde que o dispositivo esteja calibrado e sejam utilizadas técnicas meticulosas. A CBCT é uma ferramenta superior para identificar problemas nos dentes, tais como fracturas radiculares, canais radiculares não preenchidos e outras patologias dentárias que são melhor visualizadas na perspetiva bucolingual. Isto é especialmente verdadeiro quando o problema não é evidente nas vistas bidimensionais convencionais[31].

Contornos ósseos

Os rebaixos anatómicos, as concavidades ósseas e as estruturas atípicas também podem ser identificados e medidos antes da cirurgia de colocação do implante. A avaliação do seio maxilar é muito melhorada com imagens de CBCT. Os exames de CBCT são o método preferido para identificar septos maxilares, uma vez que as radiografias panorâmicas não são fiáveis, com um diagnóstico incorreto em 29% dos casos[34].

Qualidade dos ossos

Para além de medir as dimensões do osso, os médicos também podem avaliar a densidade do osso em potenciais locais de implante. Em muitos casos, a densidade óssea situar-se-á num intervalo de densidade média a boa, o que confirma simplesmente a probabilidade de sucesso da osteointegração e não é objeto de grande consideração adicional.[33]

No entanto, as imagens de CBCT revelam ocasionalmente deficiências estruturais ósseas trabeculares significativas não apreciadas em imagens convencionais, mas quando identificadas podem alterar a tomada de decisão do clínico e o plano de tratamento cirúrgico.[34]

As imagens transversais de TCFC conseguem demonstrar com precisão a densidade óssea trabecular interna ou a falta de estrutura óssea no potencial local do implante, porque as áreas de interesse podem ser visualizadas sem sobreposição de osso cortical. A TCFC mostra uma imagem em corte transversal da mandíbula posterior, revelando um local com apenas osso cortical em redor de um espaço desprovido de estrutura óssea trabecular, um achado que não é evidente na radiografia panorâmica. Observe também que o canal do nervo mandibular não é discernível devido à falta de mineralização.[36]

Simulação de implantes, planeamento e guias cirúrgicos

Uma das vantagens mais convincentes das imagens de CBCT é a utilização de dados reconstruídos para simular a posição do implante antes da cirurgia e a capacidade de traduzir esse plano cirúrgico para o doente no momento da cirurgia com uma guia cirúrgica gerada por computador. O software de simulação permite ao médico selecionar o desenho e a dimensão do implante e colocá-los virtualmente na localização (ou seja, mesial-distal, vestibularlingual, superior-inferior) e angulação pretendidas. A simulação de implantes revela áreas de deficiência óssea e relações espaciais relativamente à restauração proposta, dentes adjacentes e outras estruturas anatómicas. Permite que os clínicos da equipa cirúrgica de restauração confirmem o plano de tratamento de restauração antes da cirurgia. Do ponto de vista cirúrgico, a simulação de implantes facilita a preparação e o planeamento do procedimento cirúrgico e revela áreas com implicações cirúrgicas.[35]

Do ponto de vista da restauração, a simulação de implantes permite ao dentista responsável pela restauração avaliar a necessidade de pilares personalizados ou pode levar à exploração de um plano de tratamento de restauração alternativo e mais direto. A descoberta pós-cirúrgica de necessidades de restauração imprevistas causadas por posições desfavoráveis dos implantes pode ser dispendiosa e incómoda de explicar. Estas situações embaraçosas podem ser evitadas com simulações pré-cirúrgicas cuidadosas de implantes e restaurações, planeamento e boa comunicação entre os membros da equipa. Outra vantagem da simulação de implantes é a capacidade de traduzir o plano cirúrgico para o doente através de uma guia cirúrgica gerada por computador. Nalguns casos com osso adequado, a utilização de um guia cirúrgico gerado por computador facilitará a realização da cirurgia através de uma abordagem sem retalho.[33]

A utilização meticulosa e bem executada de guias cirúrgicas geradas por computador pode facilitar a colocação precisa de implantes de acordo com um plano simulado. São de esperar desvios lineares e angulares, mas a precisão das guias cirúrgicas geradas por computador é muito superior à da cirurgia sem guia. A literatura indica que a gama de precisão linear para implantes colocados com guias cirúrgicas geradas por computador varia entre 0,5 mm e 2 mm. Embora 2 mm possa parecer grande, a imprecisão da cirurgia não guiada é claramente maior com desvios de 2 mm ou mais. Um ensaio clínico aleatório efectuado por Vercruyssen et al. (2014) relatou a gama de desvios até 8,3 mm para a cirurgia não guiada. Os desvios de angulação para guias cirúrgicos gerados por computador variam de 1,3 a 4,9 graus. A simulação é utilizada para fabricar uma guia cirúrgica gerada por computador com base nas posições planeadas do implante. Finalmente, a preparação cirúrgica exacta e a colocação de implantes nas posições planeadas podem ser realizadas através de navegação cirúrgica ou preparação de osteotomia de implante guiada.[36]

Existem diferentes abordagens à navegação cirúrgica, mas todas se baseiam na capacidade de efetuar a cirurgia com a posição da peça de mão (broca) guiada por um plano cirúrgico simulado. A chave para a navegação é o registo entre a simulação (dados) e o local da cirurgia (doente). O registo requer que os pontos fiduciários nos dados digitalizados do doente sejam alinhados com os mesmos pontos no doente real. Os pontos fiduciários podem consistir em estruturas estáveis existentes no maxilar, tais como osso e dentes, ou podem ser pontos de referência criados, tais como pinos ou parafusos colocados no maxilar antes da digitalização.[35] **Avaliação pós-cirúrgica**

As imagens tridimensionais de CBCT são úteis para a avaliação pós-cirúrgica de procedimentos de aumento ósseo e colocação de implantes, especialmente quando ocorrem complicações. À semelhança da avaliação pré-operatória de potenciais locais de implante, a avaliação pós-cirúrgica do aumento ósseo permite ao médico medir as dimensões, confirmar a integração óssea do enxerto ósseo com o osso nativo e simular a colocação do implante nos locais de osso enxertado. Embora não seja necessário, as imagens pós-cirúrgicas dos locais de aumento ósseo fornecem informações pré-cirúrgicas valiosas antes da cirurgia planeada de colocação do implante.[36]

A imagiologia convencional (por exemplo, radiografias periapicais ou panorâmicas) é o padrão de primeira escolha para a avaliação e monitorização dos níveis ósseos à volta dos implantes após a colocação e osteointegração. Quando captadas com o feixe de raios X perpendicular ao eixo longo da fixação do implante, as radiografias periapicais permitem uma visualização rápida e fiável do nível ósseo da crista proximal do implante em relação à plataforma e às roscas do implante.[30]

Armamento cirúrgico

Pode ser utilizada uma vasta gama de instrumentos em implantologia oral e, normalmente, o médico desenvolve, ao longo do tempo, preferências pessoais relativamente a vários procedimentos. Segue-se um resumo de alguns dos instrumentos mais populares utilizados atualmente[31]. **1. Instrumento para Incisão de Tecido**

Bisturi/Lâminas cirúrgicas

O bisturi é o instrumento ideal para efetuar incisões e separar tecidos. Os bisturis são fabricados basicamente em duas formas: descartáveis e com cabo metálico reutilizável. O bisturi mais utilizado em implantologia oral é o bisturi nº 3, que normalmente possui uma régua métrica numa das faces, o que permite efetuar medições intra-operatórias. Como já foi referido, o bisturi deve ser segurado de forma a permitir um controlo total do instrumento e, ao mesmo tempo, liberdade de movimentos. O cabo do bisturi é agarrado entre o polegar e o terceiro e quarto dedos, e o dedo indicador é colocado sobre a parte de trás da lâmina para proporcionar um controlo firme.[32]

CAPÍTULO 8

Armamento e técnica cirúrgica

A lâmina de bisturi mais comum utilizada em implantologia oral é a lâmina #15 ou a lâmina #15c. A lâmina #15 tem um bordo de corte curto e arredondado, combinado com uma ponta angulada. Para além disso, a lâmina #12 ou #12b é habitualmente utilizada, principalmente à volta dos dentes ou em áreas de difícil acesso. Estas lâminas são pequenas, pontiagudas e em forma de meia-lua, que cortam na extremidade interior da curva. As lâminas podem ser de aço-carbono ou de aço inoxidável. As lâminas cirúrgicas de aço-carbono são mais afiadas do que as lâminas de aço inoxidável, mas podem ficar cegas mais rapidamente.[32] **2. Instrumentos para refletir os tecidos**

Uma vez feita a incisão, a mucosa e o periósteo devem ser reflectidos para expor o osso. O elevador periosteal de Molt (#9) é um dos instrumentos mais comuns para completar esta tarefa.[36]

O elevador periosteal tem normalmente uma extremidade afiada e pontiaguda e uma extremidade larga e plana.

Normalmente, a extremidade pontiaguda é utilizada para iniciar a reflexão, seguida da extremidade larga, o que permite refletir um maior volume de tecido. Na opinião dos autores, um instrumento mais fácil e mais eficiente de utilizar para refletir o tecido é o Molt 2/4. Este instrumento de extremidade dupla tem duas áreas pequenas, arredondadas e pontiagudas, 2/4 (4 mm/6 mm), e está posicionado de forma descaída para permitir que o tecido seja refletido mais facilmente.

Em geral, o tecido pode ser refletido de três formas diferentes:

(1) movimento de arranque - extremidade pontiaguda utilizada num movimento de arranque para elevar o tecido mole

(2) golpe de empurrão - utilizado após a incisão de espessura total para deslizar por baixo do retalho; e

(3) golpe de tração ou raspagem - utilizado para remover etiquetas de tecido do osso num movimento de raspagem.[36]

3. Instrumentos para agarrar os tecidos

As pinças de tecido são utilizadas para estabilizar os retalhos de tecido mole para sutura e reflexão dos retalhos. As pinças de tecido mais comuns utilizadas em implantologia incluem as pinças Adson e Allison.[37]

a. Pinças de Adson (pickups): Para agarrar e estabilizar retalhos de tecidos moles durante a sutura ou procedimentos de implantes e enxertos ósseos. Estas pinças delicadas têm pequenos dentes ou serrilhas para segurar suavemente o tecido para o estabilizar. Deve ter-se o cuidado de não esmagar o tecido, pois este pode ficar irreversivelmente danificado[35].

b. Pinças Allison: Estas pinças têm dentes maiores e mais agressivos, utilizados para segurar tecidos pesados ou de alta tensão. Em implantologia, estes tipos de pinças são raramente utilizados.[32] **4. Instrumentos para remover osso/tecido**

Fórceps Rongeur

O rongeur é um instrumento cirúrgico pesado, com uma ponta afiada em forma de concha, utilizado para arrancar ou cortar o osso. A palavra rongeur é uma palavra francesa que significa "roer". Em implantologia oral, o rongeur é utilizado para cortar ou contornar tecidos, ou para remover pedaços de osso. As pinças Rongeur têm uma mola entre as pegas, que

 aumentam a magnitude da força de remoção.

Um tipo comum utilizado é designado por rongeur de dupla ação, que gera significativamente mais força do que um rongeur de ação simples. Como as lâminas são côncavas para o interior, o osso colhido é facilmente retido para ser utilizado em áreas de enxerto.

1. Corte lateral para cortar e contornar o osso, remover arestas vivas; retém o osso para efeitos de enxerto.
2. Corte final para cortar e contornar o osso; um bico pode encaixar no osso para raspar o osso da crista[33].

5. Brocas cirúrgicas

As brocas cirúrgicas também podem ser utilizadas para remover osso. É importante utilizar sempre irrigação quando se utilizam as brocas cirúrgicas. O tecido deve ser refletido adequadamente para evitar traumas no tecido com as brocas. As brocas de fissura transversal podem ser utilizadas para fazer orifícios piloto no osso hospedeiro que permitirão a remoção do osso com um cinzel. As brocas adicionais utilizadas para remover osso (i.e., alveoplastia) incluem brocas especiais de redução de cristas, brocas em forma de barril acrílico de peça de mão reta (HP), ou brocas redondas HP.[33]

6. Ficheiro de ossos

Uma lima de osso é um instrumento serrilhado de duas extremidades utilizado para remover sulcos afiados e espinhosos no interior do osso [36].

7. Instrumentos para remover tecido de alvéolos de extração ou defeitos ósseos

A cureta cirúrgica é um instrumento utilizado para assegurar a remoção de detritos e de tecido doente. Estes instrumentos têm normalmente a forma de uma colher e possuem arestas afiadas que permitem raspar as paredes ósseas. Juntamente com a raspagem dos tecidos moles, as curetas também iniciam o fenómeno de aceleração regional (RAP). A cureta cirúrgica mais comummente utilizada e recomendada tem bordos serrilhados (por exemplo, Lucas 86 Currette)[37]

8. Instrumentos de enxerto ósseo

a. Raspadores de ossos

Os raspadores ósseos são utilizados principalmente pelos clínicos para colher osso autógeno da cavidade oral e permitir que as partículas de osso recolhidas sejam entregues no local da cirurgia. Estes instrumentos consistem numa lâmina de colheita e numa câmara de recolha, com uma seringa de ponta estreita para áreas de acesso restrito.[33]

b. Colher de enxertia e condensador

Estes instrumentos seguram o osso para ser colocado numa área específica com um instrumento do tipo colher. Normalmente, está presente um condensador no outro lado do instrumento, que permite a condensação do material de enxerto ósseo no defeito.[33]

9. Tesouras cirúrgicas

Existe uma gama completa de tesouras utilizadas em implantologia oral: rectas, curvas, serrilhadas e sem serrilha. As tesouras cirúrgicas são utilizadas para cortar tecidos, espalhar tecidos e cortar suturas. Normalmente, o polegar e o dedo anelar são colocados nos anéis da tesoura, com o dedo indicador para a estabilizar. As tesouras curvas são normalmente preferidas pela maioria dos cirurgiões porque proporcionam um melhor campo de visão e acesso a áreas restritas.[34]

a. Dean: As tesouras mais utilizadas em implantologia oral, com cabos ligeiramente curvos e lâminas serrilhadas deslocadas que permitem um acesso fácil para cortar suturas e remover tecido doente. As tesouras Dean possuem lâminas angulares com cerca de 3 cm de comprimento a partir do parafuso médio. Têm uma lâmina serrilhada, com um cabo ligeiramente curvo.[34] **b. Íris:** Tesoura muito pequena, extremamente afiada e com uma ponta fina. Algumas tesouras de íris têm lâminas curvas para certos tipos de tarefas de precisão, enquanto outras podem ter lâminas rectas.[34]

c. Kelly: Normalmente utilizadas para aparar tecidos ou cortar suturas, porque têm um lado de corte serrilhado na tesoura.[34]

d. Metzenbaum: Estas tesouras foram concebidas para tecidos delicados e dissecção sem corte. As tesouras estão disponíveis em comprimentos variáveis e têm uma relação haste/lâmina relativamente longa. São fabricadas em aço inoxidável e podem ter inserções de carboneto de tungsténio na superfície de corte. As lâminas podem ser curvas ou rectas.[34]

10. Hemostato

A pinça hemostática é um instrumento com pontas serrilhadas que permitem a "fixação" de tecidos ou pequenos materiais. Diretamente acima dos anéis dos dedos encontra-se um roquete para controlar o grau de força ou restrição. Em implantologia oral, os hemostatos são utilizados para constringir vasos sanguíneos (ou seja, hemorragias), recuperar objectos soltos na cavidade oral e segurar com segurança pequenos artigos.[36] **11. Instrumentos para retração de tecidos**

Os retractores são utilizados para segurar a bochecha, a língua ou o retalho, o que permite a visibilidade do local da cirurgia. Os exemplos incluem:

1. Espelho - espelho bucal convencional para retrair a língua
2. Retractor de língua Weider - retractor largo, em forma de coração, com ranhuras e perfurações que mantêm a língua e a bochecha afastadas do local da cirurgia
3. Retractor de Seldin - de dupla extremidade com pontas arredondadas e embotadas, utilizado para retrair um retalho de tecido do osso após uma incisão
4. Retractor Minnesota - para retrair a língua ou a bochecha para longe do local da cirurgia e tem a vantagem de refletir ambas ao mesmo tempo
5. Retractor de língua e bochecha "Spoon" Misch - para manter a língua ou a bochecha afastadas do local da cirurgia, ergonomicamente concebido para reduzir a fadiga da mão
6. Retractor de bochecha de enxerto sinusal - retractor de retalho de base larga que reduz a força na área do forame infra-orbital, reduzindo assim a possibilidade de uma neuropraxia.[37]

12. Instrumentos para manter a boca aberta[37]

1. Bloco de mordedura - bloco de borracha esterilizável em vários tamanhos para manter a boca aberta durante os procedimentos
2. Instrumento com boca de molt, concebido com uma catraca de propulsão, com pontas de borracha que permitem variar a abertura.
3. Retractor de Orringer - suporte bucal com mola que mantém a retração dos tecidos moles superiores e inferiores.
4. Sucções/Aspiradores - a aspiração é crucial para manter o campo cirúrgico livre de detritos, permitindo ao cirurgião ter uma visibilidade clara.
5. Aspiração cirúrgica geral - utilizada para desobstruir as vias respiratórias ou o local da cirurgia; pode ser feita de metal, que é autoclavável, ou de plástico, que é descartável.
6. Sucção Fraser - sucção que contém um orifício na pega que pode ser tapado; o orifício de alívio do vácuo controla a sucção tapando o orifício com a ponta do dedo; quando destapado, resulta muito pouca sucção, o que é importante quando se trabalha com ossos ou membranas.
7. Aspirador de amígdalas Yankauer - aspirador longo e angular com uma extremidade perfurada tipo bola para aspirar a garganta posterior; o Yankauer é utilizado para aspirar secreções orofaríngeas de forma muito eficaz para evitar a aspiração.[38]

13. Instrumentos para segurar as cortinas

Pinça de toalha - uma pinça não perfurante utilizada para fixar instrumentos e materiais cirúrgicos, como tubos de sucção, aos campos cirúrgicos.[39]

Peças de mão/motores

1. Consola de motor cirúrgico: Composta por uma consola, um pedal e um cabo motor, que permite a utilização de uma peça de mão contra-ângulo ou reta.

- Peças de mão 1:1: normalmente peças de mão rectas que funcionam a rotações mais elevadas por minuto (ou seja, 40.000-50.000 rotações/min); utilizadas para procedimentos de enxerto ósseo.
- Peças de mão 16:1 ou 20:1: peças de mão de implantes de redução contra-ângulo para perfurar osteotomias e/ou colocar implantes.

2. Unidades de piezocirurgia: A cirurgia óssea piezoeléctrica é uma tecnologia inovadora que corta seletivamente o tecido mineralizado sem danificar os tecidos moles. Esta tecnologia utiliza uma vibração de alta frequência (ou seja, 25-35 kHz) que é transmitida a pontas cirúrgicas especializadas. As principais vantagens desta tecnologia são a exatidão de alta precisão, os danos térmicos mínimos, o aumento da cicatrização e o menor trauma dos tecidos moles. Existem muitas utilizações da piezocirurgia em implantologia oral, que diferem nas várias e versáteis pontas que são utilizadas de forma intercambiável na peça de mão. Este tipo de unidade cirúrgica pode ser utilizado para extracções atraumáticas, remoção de implantes, procedimentos de enxerto ósseo e procedimentos de aumento do seio maxilar[34].

14. Osteótomos

Um osteótomo é um instrumento cirúrgico que é utilizado para cortar, expandir ou dividir o osso. Existem vários tipos que são específicos para cada procedimento.

1. Pontiagudo: concebido para a expansão circunferencial (circular) progressiva (ou seja, expansão óssea) dos rebordos alveolares que estão comprometidos em termos de largura (ou seja, Divisão B).
2. Osteótomos progressivos: para alargar ou expandir gradualmente o osso antes da colocação do implante.
3. Côncavo: Os osteótomos côncavos são utilizados para fraturar o pavimento do seio maxilar através da osteotomia do implante. A ponta côncava retém o material de enxerto ósseo.
4. Convexos: Os osteótomos convexos são utilizados para elevar o pavimento do seio maxilar após uma fratura.[38]

15. Curetas para seios nasais

Curetas de membrana: Utilizadas para ajudar na elevação da membrana sinusal, estas curetas apresentam uma ponta arredondada e lisa para elevar o seio com um risco mínimo de perfuração.[36] **16. Instrumentos de sutura**

É imperativo que o clínico de implantes tenha uma compreensão completa dos instrumentos utilizados na técnica de sutura.

17. Captadores de tecido

O objetivo da recolha de tecido é segurar o tecido (ou seja, o retalho) enquanto se sutura. Deve ter-se o cuidado de não esmagar ou cortar o tecido. Existem vários tipos de captadores de tecido, sendo os serrilhados os mais populares. As pinças de 1 x 2 dentes normalmente resultam em rasgamento do tecido, especialmente quando o tecido é fino.[32]

18. Suportes de agulha

A maioria dos suportes de agulhas são feitos de aço inoxidável, titânio e ponta de carboneto de tungsténio. Os suportes de agulha com ponta de carboneto de tungsténio tendem a deformar menos a agulha de sutura. A utilização correta dos suportes de agulhas inclui:

- Utilizar sempre o porta-agulhas de tamanho adequado ao tamanho da agulha. Quanto maior for o tamanho da agulha, mais largos e pesados devem ser os suportes da agulha. Em contrapartida, com tecidos mais finos, com uma agulha e material de sutura de tamanho mais pequeno, recomenda-se a utilização de suportes de agulha mais pequenos e delicados (por exemplo, Castroviejo).
- Evitar colocar os suportes das agulhas perto da zona de compressão ou do olho da agulha. As agulhas devem ser agarradas a cerca de um quarto a metade do seu comprimento a partir da zona de compressão.
- Verifique o alinhamento das pontas do porta-agulhas, certificando-se de que não existe qualquer abertura entre as pontas. A agulha não deve poder balançar, torcer ou rodar dentro das pontas do suporte da agulha.
- Fechar sempre o porta-agulha no primeiro ou segundo roquete. Se a agulha for agarrada com demasiada força, a agulha pode partir-se ou enfraquecer. Os hemostáticos nunca devem ser utilizados como substitutos dos porta-agulhas porque danificam a agulha e o material de sutura.[33]

19. Tesoura de sutura

Podem ser utilizados muitos tipos diferentes de tesouras no processo de sutura. Existem tesouras de sutura rectas, curvas e especiais que são utilizadas para cortar suturas, especialmente para remover suturas no pós-operatório. Ao usar tesouras de sutura para cortar as extremidades do nó amarrado, certifique-se de que ambas as pontas da tesoura estejam visíveis para evitar o corte inadvertido de tecido além da sutura.[33]

20. Nós de sutura

A atadura de nós de sutura cirúrgica é o aspeto mais importante da sutura e, frequentemente, a área mais problemática. Os nós cirúrgicos na cavidade oral devem ser particularmente seguros para ultrapassar a possibilidade de se soltarem com a saliva e a função normal. Existem três componentes de um nó suturado:

(1) Laço, que é criado pelo nó;

(2) Nó, composto por vários lançamentos, cada um dos quais representa uma trama de dois fios

(3) Orelhas, que são compostas pelas extremidades cortadas da sutura.

Para que os nós sejam eficazes, devem conter as três partes e possuir atributos de segurança do nó e de segurança do laço. A segurança do nó é definida como a eficácia do nó em resistir ao deslizamento quando a carga é aplicada. Isto depende de três factores: fricção, interferência interna e folga entre os fios de sutura.[34]

A segurança do laço é a capacidade de manter um laço de sutura apertado à medida que um nó é atado. Qualquer nó atado pode ter uma boa segurança do nó, mas uma fraca segurança do laço (um laço de sutura solto). A segurança do nó dependerá do material utilizado, da profundidade e localização da ferida e da quantidade de tensão que será colocada na ferida no pós-operatório. A experiência do operador é um fator importante, uma vez que pode ocorrer uma variação considerável entre os nós atados por diferentes cirurgiões e mesmo entre os nós atados pelo mesmo indivíduo em diferentes ocasiões.[34]

TÉCNICA CIRÚRGICA

Os métodos cirúrgicos dentários básicos eram praticados nos primeiros tempos romanos, quando os tecidos gengivais doentes eram excisados com instrumentos e sem anestesia local.

Atualmente, muitos dos princípios dos procedimentos cirúrgicos modernos baseiam-se nos ensinamentos de William Stewart Halsted, MD, o "Pai da Cirurgia Moderna". Halsted, um cirurgião americano e cofundador do Johns Hopkins Hospital, desenvolveu princípios cirúrgicos no final do século XIX que ainda hoje são universalmente utilizados. Ele enfatizou uma técnica asséptica rigorosa e princípios de manuseamento de tecidos para obter taxas de sucesso cirúrgico previsíveis nos tecidos moles. Determinou que o manuseamento suave dos tecidos lacerados ajudaria a cicatrização ao causar menos danos no fornecimento de sangue e nervos no campo operatório. A cirurgia de implantes dentários engloba uma vasta gama de procedimentos que envolvem os tecidos duros e moles da cavidade oral.[35]

Os procedimentos variam desde a simples exodontia até procedimentos tecnicamente exigentes de boca inteira, aumento ósseo e implantes. O clínico de implantes deve ter uma base sólida de princípios cirúrgicos básicos, de modo a evitar potenciais complicações. Para a maioria dos procedimentos de implantes, foram desenvolvidos instrumentos e armamento específicos, bem como protocolos, para facilitar os procedimentos. Com estes princípios básicos em mente, foram desenvolvidos protocolos cirúrgicos e princípios biológicos no domínio da implantologia oral.[33]

1. Preparação do doente e pré-medicação

Colutório antissético

O doente deve enxaguar a cavidade oral com um elixir bucal anti-sético (digluconato de clorexidina 0,12%) durante 1 minuto.[37]

Analgésicos e anti-inflamatórios

Para reduzir a dor e o inchaço após a operação, recomenda-se a utilização de analgésicos e anti-inflamatórios pré-operatórios.[38]

Profilaxia antibiótica

Não está indicada em doentes saudáveis se se esperar um procedimento cirúrgico simples. Pode ser indicada em doentes de alto risco (como os que têm problemas cardíacos que os predispõem ao risco de endocardite infecciosa; ou os que têm articulações protésicas que podem estar em risco de desenvolver infecções no local da prótese) com base nas recomendações das sociedades médicas nacionais. É sempre melhor esclarecer com o médico do paciente sobre este requisito antes do dia da cirurgia.[39]

2. Preparação do local do implante

O local da cirurgia deve ser mantido assético

Campo cirúrgico esterilizado

Idealmente, qualquer procedimento cirúrgico em que possa haver um aumento do insulto bacteriano deve utilizar uma técnica estéril. No entanto, há muitos mal-entendidos quando se trata dos termos limpo, assético e estéril.[36]

- Técnica limpa: A técnica limpa inclui a lavagem rotineira das mãos, a secagem das mãos e a utilização de luvas não esterilizadas.[37]
- Técnica asséptica: A técnica asséptica é utilizada para procedimentos invasivos de curta duração. Inclui a lavagem anti-séptica das mãos, luvas esterilizadas, enxaguamento antissético e a utilização de um equipamento limpo e dedicado.

38

área.[38]

- Técnica estéril: A técnica estéril inclui medidas para prevenir a propagação de bactérias do ambiente para o paciente, eliminando todos os microorganismos nesse ambiente.[38]

É utilizada principalmente em qualquer procedimento em que a contagem bacteriana tenha de ser reduzida e em que um aumento da taxa de infeção conduza a uma morbilidade significativa. Inclui a lavagem cirúrgica das mãos, secagem das mãos com toalhas esterilizadas, campo esterilizado completo, bata esterilizada, máscara e luvas.[39]

A realização da assepsia cirúrgica requer várias etapas, incluindo o uso de luvas e batas cirúrgicas, juntamente com a manutenção de um campo estéril. Cada membro da equipa envolvido num procedimento estéril é responsável pela manutenção do ambiente assético.[38]

Anestesia local

Uma boa anestesia local proporciona conforto e segurança ao paciente.

Maxila: São necessárias infiltrações bucais e palatinas. Considerar também o bloqueio do nervo maxilar posterior superior, se necessário.

Mandíbula: Bloqueio do nervo alveolar inferior/ lingual. Considerar também o bloqueio do nervo vestibular longo e do nervo mental, se necessário[35].

3. Desenho do retalho, incisões e elevação:

Antes da colocação de implantes, o osso subjacente e o local da osteotomia devem ser expostos para a preparação e inserção da osteotomia do implante.[35]

a. Retalho de espessura total: A técnica mais comum inclui um retalho mucoperiosteal, que pode envolver as áreas vestibular, lingual e crestal.[36]

b. Sem retalho: Esta técnica não reflecte o tecido mole da crista. Em vez disso, é removido um núcleo de tecido queratinizado (do tamanho do diâmetro do módulo da crista do implante) sobre o osso da crista. A osteotomia do implante é então efectuada no centro do núcleo do osso exposto. Este protocolo não requer suturas à volta do pilar de cicatrização após a colocação do implante. As vantagens desta técnica incluem menos desconforto, sensibilidade e inchaço, que são normalmente mínimos. A principal desvantagem da abordagem sem retalho é a incapacidade de avaliar o volume ósseo antes ou durante a osteotomia ou inserção do implante. Por conseguinte, esta técnica só deve ser utilizada quando a largura do osso é abundante (>7 mm). Para além disso, as necessidades de enxerto ósseo e os procedimentos não podem ser avaliados com precisão.[38]

Existem diferentes designs de incisão/ retalho, mas o mais comum é o design de retalho crestal. A incisão é efectuada ao longo da crista da crista, cortando a zona existente de mucosa queratinizada. A incisão crestal, no entanto, é preferida na maioria dos casos porque o fecho é mais fácil de gerir e, normalmente, resulta em menos hemorragia, menos edema e uma cicatrização mais rápida. Pode ser utilizada uma incisão remota com uma técnica de sutura em camadas para minimizar a incidência de exposição do enxerto ósseo quando se planeia um aumento ósseo extenso. A incisão crestal, no entanto, é preferida na maioria dos casos, porque o fecho é mais fácil de gerir e, normalmente, resulta em menos hemorragia, menos edema e numa cicatrização mais rápida. É levantado um retalho de espessura total (vestibular e lingual) até ou ligeiramente para além do nível da junção mucogengival, expondo o rebordo alveolar dos locais cirúrgicos dos implantes. O osso no(s) local(is) do implante deve ser completamente desbridado de todo o tecido de granulação[36].

Abordagens cirúrgicas

a. Cirurgia à mão livre: Isto pode incluir a técnica de retalho ou sem retalho, com o clínico a colocar o implante com as informações de diagnóstico disponíveis (ou seja, posição dos dentes adjacentes, radiografias). A cirurgia à mão livre pode incluir a utilização de modelos cirúrgicos não limitantes, que permitem ao cirurgião a variabilidade dimensional na localização do implante, porque o modelo indicará a posição da prótese final; no entanto, não orientará especificamente a colocação do implante.[39]

b. Guiada: Este tipo de cirurgia, que pode ser efectuada com ou sem retalho, orienta a osteotomia a partir de um modelo cirúrgico impresso e concebido digitalmente. Este tipo de cirurgia permite o mais alto nível de precisão e controlo porque a posição do implante é ditada através de uma avaliação tridimensional abrangente da anatomia. A cirurgia guiada pode ser diferenciada pelo tipo de suporte da férula:

1. Suporte ósseo: O modelo assenta no osso alveolar e esta técnica requer a reflexão de um retalho de espessura total [40].

2. Tecido (mucosa) suportado: O molde é suportado pelo tecido mole. Este tipo de molde é mais comummente utilizado com uma técnica sem retalho[41].

3. Dente-suportado: Esta é a técnica mais precisa e inclui a colocação do molde diretamente sobre os dentes naturais para suporte.[42]

A cirurgia guiada também pode ser classificada de acordo com a quantidade de orientação da broca:

i. Modelo piloto: Permite orientar a posição e a angulação apenas para a primeira broca do protocolo cirúrgico. Após a primeira perfuração, a osteotomia é efectuada à mão livre.

ii. Moldeira universal: Este tipo de modelo é compatível com todos os sistemas de implantes e permite a profundidade, posição e angulação. No entanto, a broca de osteotomia final, juntamente com a colocação do implante, é efectuada à mão livre.

iii. Modelo totalmente guiado: Modelo que permite a profundidade, a posição, a angulação e a colocação do implante através da guia.

c. Cirurgia de navegação direcionada: A cirurgia de navegação computorizada evoluiu dos procedimentos neurocirúrgicos para o campo da implantologia dentária. Esta técnica permite ao médico transferir com precisão um plano pré-cirúrgico detalhado do implante para o paciente. O médico utiliza a navegação computorizada para ajustar a posição e a angulação da broca cirúrgica de acordo com o plano de implante digital pré-cirúrgico. A imagem em tempo real da broca cirúrgica permite actualizações contínuas do posicionamento da broca para evitar estruturas anatómicas críticas.[37]

4. Preparação do local da osteotomia

Assim que os retalhos são reflectidos e o osso é preparado, o local da osteotomia do implante pode ser preparado. Uma série de brocas é utilizada para preparar o local da osteotomia de forma precisa e incremental para um implante.[38]

Um guia cirúrgico ou stent é inserido, verificado quanto ao posicionamento correto e utilizado durante todo o procedimento para orientar a colocação correta do implante.[38]

Passo 1: Perfuração piloto

Na maioria dos sistemas cirúrgicos, é utilizada uma broca piloto cirúrgica de 1,5 mm ou 2,0 mm para iniciar a osteotomia. As brocas-piloto são brocas de corte final utilizadas para iniciar uma osteotomia no centro do rebordo numa dimensão mesiodistal e bucolingual. A osteotomia deve ser concluída com uma peça de mão de redução (por exemplo, peça de mão de alto binário 16:1 ou 20:1) e um motor elétrico a uma velocidade preferencial de 2000 rpm (ou seja, para osso D1 e D2) e >1000 rpm (ou seja, para D3 e D4) sob quantidades abundantes de irrigante salino refrigerado. A osteotomia é efectuada a uma profundidade não superior a 7 a 9 mm no osso. A razão para a preparação de apenas 7 a 9 mm é que se a angulação for determinada como não ideal, então é mais fácil de modificar.[38]

Etapa 2: Verificação da posição

Uma vez preparada a osteotomia inicial, é avaliada a sua posição ideal. Se estiver incorrecta, a

localização da osteotomia pode ser "esticada" para a localização correta com uma broca Lindemann de corte lateral. Esta broca torna o orifício oblongo em direção à posição central corrigida. Após a obtenção da nova posição, esta deve ser aprofundada 1 a 2 mm para além da profundidade da osteotomia inicial. Isto evitará que a segunda broca cirúrgica entre na primeira osteotomia não ideal do implante. Normalmente, um indicador de direção (medidor de profundidade), que corresponde ao diâmetro da broca inicial, é então inserido na osteotomia e a angulação e a posição são avaliadas. Se os indicadores de direção não estiverem disponíveis, então podem ser utilizadas brocas cirúrgicas mais antigas após uma ligeira modificação (ou seja, encurtadas 2-4 mm para permitir a facilidade radiográfica).[36]
Deve ser obtida uma radiografia periapical para determinar a proximidade de quaisquer estruturas vitais. O clínico deve estar bem ciente do fator "Y" do seu sistema de broca cirúrgica. O fator Y corresponde ao comprimento adicional da broca que é inerente às brocas cirúrgicas (ou seja, uma broca com 10 mm de profundidade pode perfurar até um comprimento superior a 11,0 mm). O posicionamento final ideal do implante deve estar a um mínimo de 1,5 mm de um dente adjacente, 3,0 mm de outro implante e 2,0 mm de uma estrutura vital, como o canal alveolar inferior ou o forame mental.[38]

Etapa 3: Segunda broca de torção

A segunda broca utilizada tem aproximadamente 2,5 mm de diâmetro e é uma broca helicoidal de corte final necessária para a osteotomia inicial até à profundidade necessária. A localização da osteotomia

O armamentário, a técnica cirúrgica e *a* angulação são reavaliados nesta altura. Uma ligeira correção da posição ou angulação com uma broca Lindemann pode ser completada; no entanto, idealmente deve ser realizada após a primeira broca.[39]

Etapa 4: Exercícios finais de modelação

Dependendo do sistema cirúrgico utilizado, a maioria das brocas de moldagem são utilizadas para alargar sequencialmente a osteotomia até ao diâmetro correspondente ao implante que está a ser colocado. Dependendo do diâmetro, podem ser utilizadas várias brocas helicoidais. A profundidade pretendida, bem como a localização e angulação ideais da osteotomia, devem ser verificadas. A maior parte dos kits de brocas para implantes identificam claramente a sequência de brocas e o diâmetro final da osteotomia relativamente a cada diâmetro de implante. Normalmente, a broca final estará dentro de 1,0 mm do diâmetro final do diâmetro do implante (ou seja, um implante de 4,0 mm terá um tamanho de broca final de aproximadamente 3,2 mm).[40]

Etapa 5: Módulo de crista e brocas de rosca óssea

A maioria dos módulos da crista do implante (colo do implante) tem um diâmetro superior ao do corpo do implante. O diâmetro maior requer frequentemente uma broca de corte lateral do módulo da crista em situações de osso da crista D1 (e algumas D2) para preparar o aspeto da crista da osteotomia do implante. Esta broca não é recomendada quando a densidade óssea é fraca (D3 e D4). Esta broca é utilizada para abrir a área da crista do rebordo para acomodar o módulo de crista mais largo. Quando utilizada, devem ser utilizadas quantidades abundantes de soro fisiológico[41].

Para além disso, normalmente no osso D1, alguns sistemas de implantes requerem a utilização de uma rosca ou de um macho ósseo para preparar as roscas no osso antes da inserção do implante. Na maioria das vezes, para implantes de um único dente, as rosqueadeiras ou machos devem usar uma peça de mão de alto torque e baixa velocidade e ser girados a menos de 30 rpm no osso. A irrigação também ajuda a lubrificar e a limpar a rosca óssea e o local da osteotomia quanto a detritos durante este processo[42].

Passo 6: Inserção do implante

O local do implante pode então ser preparado para a inserção do implante. A osteotomia é lavada com soro fisiológico estéril e aspirada para remover detritos ósseos e sangue estagnado. Isto reduz o risco de estes materiais serem forçados para os espaços da medula óssea ou para os canais neurovasculares durante a inserção do implante, causando pressão hidrostática. Esta pressão pode aumentar a zona devital do osso à volta do implante ou mesmo causar deficiências neurosensoriais a curto prazo quando o local do implante se encontra na proximidade do canal mandibular. O implante pode ser inserido com uma catraca manual ou uma peça de mão. A vantagem de inserir um implante com uma peça de mão é que a colocação será mais ideal e o desvio é menos provável, especialmente em osso de pior qualidade (por exemplo, osso D3 e D4). No entanto, em osso de melhor qualidade, especialmente D1, pode por vezes ocorrer dificuldade de inserção. Ao colocar um implante com uma catraca manual, deve ser utilizada uma boa pressão apical para diminuir a possibilidade de desvio do trajeto do implante. Se o implante for apertado na osteotomia e ocorrer uma tensão significativa na área da crista, pode ocorrer necrose por pressão e um aumento da zona devital do osso à volta do implante durante a cicatrização. Se isto acontecer, o implante pode ser desenroscado 1 a 2 mm e depois reinserido na osteotomia. Quando o implante é colocado na posição final, é efectuada uma radiografia periapical pós-inserção para verificar o posicionamento ideal.[38]

Etapa 7: Fecho do retalho e sutura

Uma vez inseridos os implantes e fixados os parafusos de cobertura, os locais cirúrgicos devem ser cuidadosamente irrigados com solução salina estéril para remover detritos e limpar a ferida. O fecho correto do retalho sobre os implantes é essencial. Uma técnica de sutura que fornece consistentemente o resultado desejado é uma combinação de colchão horizontal alternado e suturas interrompidas. Estas suturas requerem a remoção numa consulta pós-operatória.[40]

Etapa 8: Cuidados pós-operatórios

A cirurgia simples de implantes num doente saudável não requer, normalmente, terapia antibiótica. O inchaço pós-operatório é provável após a cirurgia de retalho. Como medida preventiva, os doentes devem aplicar compressas frias durante as primeiras 24 a 48 horas.[41]

Deve ser prescrita medicação adequada para a dor (por exemplo, ibuprofeno, 600-800 mg tid). Os pacientes devem ser instruídos a manter uma dieta relativamente macia após a cirurgia. As restaurações provisórias, fixas ou removíveis, devem ser verificadas e ajustadas para minimizar o trauma na área cirúrgica. A colocação cirúrgica de implantes pode ser efectuada numa ou duas fases[38].

O clínico é frequentemente confrontado com a escolha de completar o procedimento de implante dentário com um protocolo de uma ou duas fases. Numerosos estudos demonstraram que não há diferença nas taxas de sucesso entre as duas técnicas.[40]

a. Cirurgia em duas fases

A técnica de cirurgia em duas fases envolve a colocação do implante e de um parafuso de cobertura de baixo perfil, que é inserido no corpo do implante. Quando o parafuso de cobertura estiver na posição final, pode ser ligeiramente apertado, desapertado e novamente apertado. Nenhum tecido, coagulantes sanguíneos ou partículas ósseas devem impedir o assentamento completo do parafuso de cobertura. Para além disso, o parafuso de cobertura não deve ser apertado com força significativa, uma vez que isso pode resultar na rotação do implante, o que aumenta a possibilidade de não integração. A abordagem cirúrgica em duas fases oferece várias vantagens. Ao submergir o implante abaixo do tecido, não é exercida qualquer pressão sobre o local da cirurgia, permitindo que o implante cicatrize sem perturbações. Além disso, há menos hipóteses de infeção e a sobrecarga prematura do implante é menos provável. No entanto, com uma abordagem em duas fases, é necessária uma cirurgia de segunda fase, o que normalmente leva a tempos de cicatrização mais longos. Estudos demonstraram que está presente menos tecido queratinizado em comparação com um protocolo de uma fase [37].

As indicações para uma cirurgia em duas fases incluem sempre que a estabilidade primária esteja em causa, como a densidade óssea comprometida. Se estiverem presentes hábitos parafuncionais excessivos, a submersão do implante é o tratamento ideal para minimizar a possibilidade de sobrecarga biomecânica. Por último, se forem utilizados procedimentos de enxerto ósseo em conjunto com a colocação do implante, é ideal uma cicatrização sem perturbações através de uma técnica de duas fases.[40] **Objectivos da cirurgia de implantes de segunda fase[37]**

- . Para expor o implante submerso sem danificar o osso circundante.
- Para controlar a espessura do tecido mole que envolve o implante.
- Preservar ou criar tecido queratinizado aderente à volta do implante.
- Para facilitar a higiene oral.
- Para garantir o assentamento correto do pilar.
- Preservar a estética dos tecidos moles.

Vantagens[38]:

- Implante submerso
- Sem pressão no local da cirurgia
- Menor probabilidade de infeção

Desvantagens[38]:

- Necessidade de uma segunda cirurgia
- Tempos de cicatrização mais longos
- Menos tecido queratinizado versus uma fase

Indicações[38]:

- Estabilidade primária
- Enxertos ósseos/membranas
- Problemas de parafunção/força

b. Cirurgia de uma fase

Um protocolo cirúrgico de uma fase envolve a colocação de um pilar de cicatrização que se estende ligeiramente acima da crista do tecido. O tecido mole é então suturado à volta do pilar de cicatrização para formar uma cobertura de tecido mole durante o período de cicatrização. Existem inúmeras vantagens na técnica de cirurgia numa só fase[38].

Uma vantagem é que o tecido mole amadurece enquanto a interface óssea está a cicatrizar. Isto permite que a restauração seja fabricada com uma avaliação completa do perfil do tecido mole. No procedimento de duas etapas, o tecido mole está menos maduro quando a prótese é fabricada, porque é necessária uma cirurgia de fase II para descobrir o implante e colocar um pilar de cicatrização. Uma vez que foi colocado um pilar de cicatrização no implante, não é necessário um segundo procedimento cirúrgico e uma consulta de remoção de suturas . Este facto poupa o desconforto do doente e resulta em menos duas consultas (fase II de descoberta e remoção da sutura). A ligação do pilar ao implante pode ser colocada acima da crista óssea na cirurgia de uma fase. Esta localização mais elevada da ligação implante-pilar pode reduzir alguma da perda óssea inicial da crista numa interface de implante em desenvolvimento. Além disso, Weber observou uma melhor ligação entre o tecido mole do hemidesmossoma e o implante quando os componentes acima do osso não foram removidos e reinseridos, tal como acontece quando a ligação do espaço de cicatrização está abaixo do osso. Dependendo do desenho do módulo da crista, a abordagem cirúrgica de um estágio pode ter menos perda óssea precoce da crista.[39]

A técnica de uma fase também tem inúmeras desvantagens. A extensão permucosa de perfil mais elevado (PME) corre um maior risco de carga durante a cicatrização, especialmente quando é usada uma restauração de transição suportada por tecido mole sobrejacente. Por conseguinte, uma desvantagem pode ser uma taxa de insucesso de cicatrização mais elevada. No entanto, os estudos clínicos da cirurgia numa fase indicam taxas de sobrevivência de implantes semelhantes em bons volumes e qualidade óssea. Uma vez que o pilar de cicatrização é colocado com a pressão dos dedos, os doentes podem ter tendência a exercer uma força desnecessária sobre o pilar através da língua. Isto pode resultar no afrouxamento do pilar e numa possível aspiração. Se o pilar de cicatrização ficar parcialmente solto, o tecido mole crescerá frequentemente entre o pilar e o implante, impedindo o assentamento completo das próteses. Quando é colocado um enxerto ósseo aquando da inserção do implante, o encerramento primário dos tecidos moles melhora o ambiente para o crescimento do osso. Por conseguinte, a abordagem numa só fase é indicada com menos frequência nestas condições.[40]

Um protocolo cirúrgico de uma fase é indicado quando a colocação do implante envolve uma excelente estabilidade primária. O paciente não deve apresentar hábitos parafuncionais ou relacionados com a força e não deve haver procedimentos de enxerto ósseo concluídos em conjunto com a colocação do implante.[39]

Vantagens[38]:

- Não há segunda cirurgia
- Reduz o tempo de tratamento
- Melhor saúde dos tecidos

Desvantagens[39]:

- Os pilares de cicatrização podem estar soltos
- Questões relacionadas com a força
- Menos espaço para a prótese provisória

Indicações[40]:

- Estabilidade primária favorável.
- Sem enxertos ósseos/membranas.
- Sem problemas de parafunção/força.

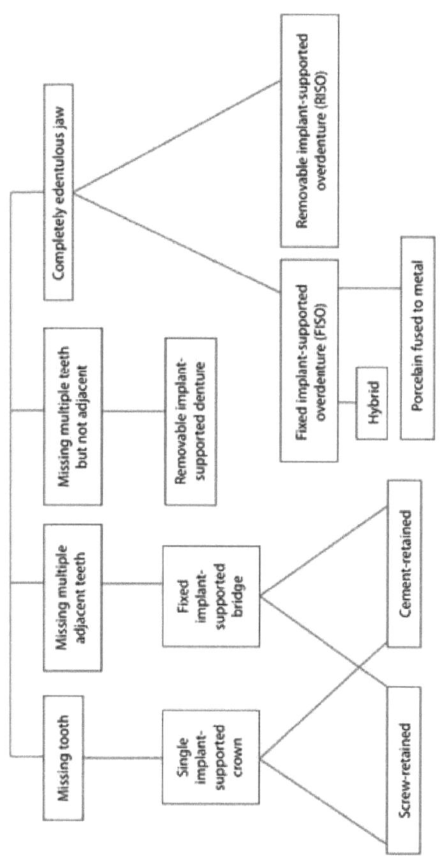

Opções de tratamento para a substituição de dentes em falta por implantes dentários[39]

CAPÍTULO 9

Opções protéticas em implantologia dentária

Historicamente, na implantologia dentária, o osso disponível para a inserção de implantes ditava o número e a localização dos implantes dentários. A prótese era então frequentemente determinada após a seleção da posição e do número de implantes. Os objectivos da implantologia dentária são substituir os dentes em falta de um paciente para um contorno, conforto, função, estética, fala e saúde normais, independentemente da atrofia, doença ou lesão anterior do sistema estomatognático. É a prótese final, e não os implantes, que atinge estes objectivos. A prótese deve ser projectada em primeiro lugar, para satisfazer de forma previsível as necessidades e desejos do paciente. No teorema do tratamento de stress, a restauração final é planeada primeiro, tal como o arquiteto desenha um edifício antes de fazer a fundação. Só depois de isto estar concluído é que devem ser projectados os pilares necessários para suportar a prótese específica pré-determinada.[46]

Opções protéticas

Em 1989, Misch propôs cinco opções protéticas para a implantologia dentária. As primeiras três opções são as FPs (FP-1, FP-2 e FP3). Estas três opções podem substituir dentições parciais (um dente ou vários) ou totais e podem ser cimentadas ou aparafusadas. Estas opções dependem da quantidade de estruturas de tecido duro e mole substituídas e dos aspectos da prótese na zona estética. Comum a todas as opções fixas é a impossibilidade de o paciente remover a prótese. Dois tipos de restaurações finais removíveis com implantes são as RPs (RP- 4 e RP-5); dependem da quantidade de implante e do suporte de tecido mole, não da aparência da prótese.[47]

Prótese fixa

FP-1

Uma FP-1 é uma restauração fixa e parece ao paciente substituir apenas as coroas anatómicas dos dentes naturais em falta. Deve haver uma perda mínima de tecidos duros e moles para fabricar este tipo de prótese. O volume e a posição do osso residual devem permitir a colocação ideal do implante num local semelhante à raiz de um dente natural. A restauração final parece semelhante em tamanho e contorno à maioria das próteses fixas tradicionais utilizadas para restaurar ou substituir coroas de dentes naturais.[48]

A prótese FP-1 é mais frequentemente desejada na região anterior do maxilar, especialmente na zona estética durante o sorriso ou a fala e em pacientes com uma linha de sorriso alta. A prótese final FP-1 parece ao paciente semelhante a uma coroa num dente natural. Uma vez que a largura ou altura da crista óssea é frequentemente insuficiente após a perda de vários dentes naturais adjacentes, é frequentemente necessário um aumento ósseo antes da colocação do implante para obter coroas de aspeto natural na região cervical. Raramente existem papilas interdentárias nos rebordos edêntulos; por conseguinte, o aumento dos tecidos moles também é frequentemente necessário para melhorar o contorno gengival interproximal. Ignorar este passo no processo causa espaços triangulares "pretos" abertos (ou seja, onde a papila deveria estar normalmente presente) quando o paciente sorri. As próteses FP-1 são especialmente difíceis de obter quando faltam mais de dois dentes adjacentes. A perda óssea e a falta de tecido mole interdentário complicam o resultado estético final, especialmente na região cervical das coroas. O material de restauração de eleição para uma prótese FP-1 é a zircónia ou o dissilicato de lítio.[26]

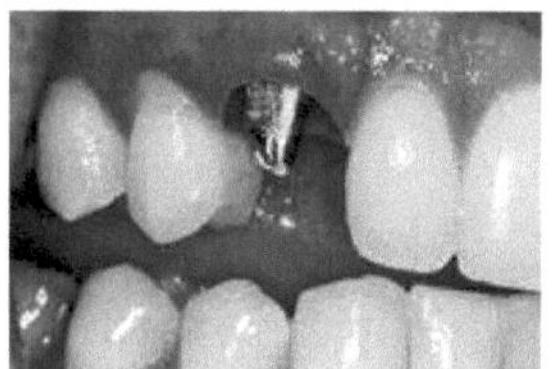
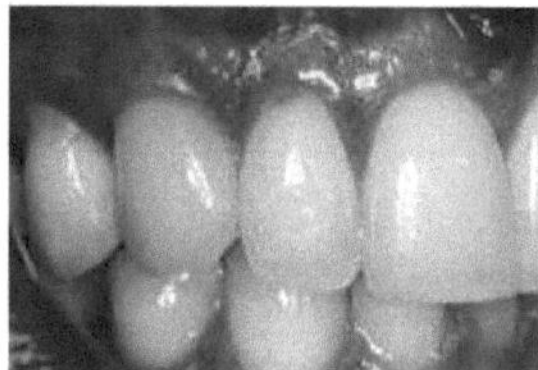

Prótese FP-1.

PQ-2

A FP-2 parece restaurar a coroa anatómica e uma parte da raiz do dente natural. O volume e a topografia do osso disponível são mais apicais em comparação com a posição óssea ideal de uma raiz natural (1 a 2 mm abaixo da junção cimento-esmalte) e ditam uma colocação do implante mais apical em comparação com a prótese FP-1. Como resultado, embora o bordo incisal esteja na posição correta, o terço gengival da coroa está sobre-extendido ou hipercontornado, normalmente apical e lingualmente em relação à posição do dente original. Estas restaurações são semelhantes a dentes que apresentam perda óssea periodontal e recessão gengival.[27]

A zona estética de um paciente é estabelecida durante o sorriso na arcada maxilar e durante a fala de sons sibilantes na arcada mandibular. Uma restauração FP-2 de várias unidades não requer uma posição específica do implante na posição mesial ou distal porque o contorno cervical não é apresentado durante a função. A posição do implante pode ser escolhida em relação à largura óssea ideal, angulação ou considerações higiénicas, em vez de exigências puramente estéticas (em comparação com a prótese FP-1). Por vezes, o implante pode mesmo ser colocado num espaço entre dois dentes. Isto ocorre frequentemente em dentes anteriores mandibulares para restaurações fixas de arcada completa. Se isso ocorrer, a área mais estética geralmente requer que os dois terços incisais das duas coroas tenham a largura ideal, como se o implante não estivesse presente. Apenas a região cervical fica comprometida[48].

Embora o implante não esteja posicionado numa posição mesiodistal ideal, deve ser colocado na posição facial lingual correta para assegurar que o contorno, a higiene e a direção das forças não são comprometidos. O material de eleição para uma prótese FP-2 é a zircónia ou o dissilicato de lítio.[49]

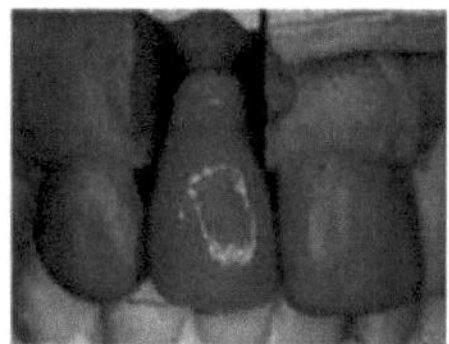
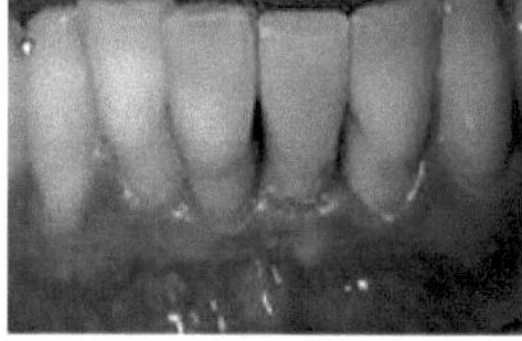

Prótese FP-2

FP-3

A restauração fixa FP-3 parece substituir as coroas dos dentes naturais e tem materiais de restauração de cor rosa para substituir uma parte do tecido mole. Tal como na prótese FP-2, a altura do osso original disponível diminuiu devido a reabsorção natural ou osteoplastia na altura da colocação do implante. Para colocar o bordo incisal dos dentes na posição correta para a estética, função, suporte labial e fala, a dimensão vertical excessiva a ser restaurada requer dentes com um comprimento não natural. No entanto, ao contrário da prótese FP-2, o paciente pode ter uma linha labial maxilar normal a alta durante o sorriso ou uma linha labial mandibular baixa durante a fala.[50] Como resultado da cor gengival restaurada da FP-3, os dentes têm uma aparência mais natural em tamanho e forma, e o material restaurador cor-de-rosa imita as papilas interdentais e a região de emergência cervical. A adição de acrílico de tom gengival, porcelana ou zircónia para um aspeto mais natural da FP é frequentemente indicada com pilares de implantes múltiplos, porque a perda óssea é comum nestas condições. Existem basicamente três abordagens para uma prótese FP-3: (1) uma restauração híbrida de dentes de dentadura e subestrutura de acrílico e metal, (2) uma restauração de porcelana-metal (3) uma prótese de zircónia monolítica.

O fator mais importante na seleção do material protético é a estética, a longevidade e a durabilidade.[57] Atualmente, o material mais vantajoso e que preenche estes requisitos é a zircónia monolítica. Uma restauração de porcelana FP-3 sobre metal é mais difícil de fabricar para o técnico de laboratório do que uma prótese FP-2. A porcelana rosa é mais difícil de fazer aparecer como tecido mole e normalmente requer mais ciclos de cozedura. Isto aumenta o risco de porosidade ou fratura da porcelana. Uma alternativa à FP tradicional de porcelana-metal é uma prótese híbrida. Este desenho de restauração utiliza uma estrutura metálica mais pequena, com dentes de dentadura e acrílico para unir estes elementos.[58] A prótese híbrida é mais fácil de reparar em comparação com a porcelana, porque o dente de dentadura pode ser substituído com menos risco do que adicionar porcelana a uma restauração tradicional de porcelana-metal. A zircónia monolítica foi capaz de reduzir todas as complicações das restaurações híbridas e de porcelana fundida com metal. A zircónia monolítica demonstrou ter uma elevada resistência à flexão e à compressão, que se aproxima dos 1465 MPa. Quando o espaço disponível é inferior a este, é sugerida uma restauração de porcelana para metal. Quando existe um espaço maior para a altura da coroa, é frequentemente fabricada uma prótese híbrida.[51]

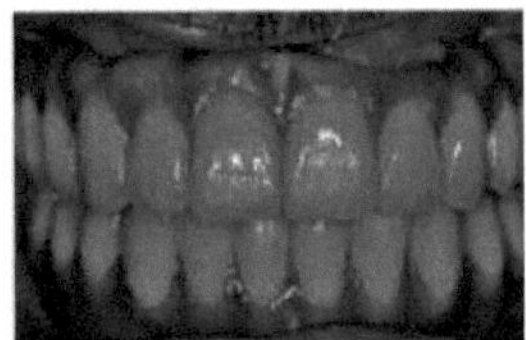
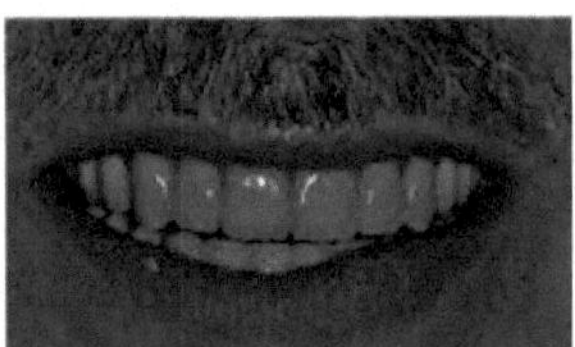

Uma prótese de implante maxilar FP-3 de arcada completa.

Prótese removível

Existem dois tipos de próteses removíveis (RP-4 e RP-5), com base no suporte da restauração. Os pacientes podem remover a prótese, mas não a superestrutura implanto-suportada ligada aos pilares. As próteses sobre implantes amovíveis mais comuns são as overdentures para pacientes completamente desdentados, que foram registadas com elevada previsibilidade. Um dos benefícios mais significativos de uma prótese de implante amovível (RP-4 e RP-5) é a capacidade de melhorar o perfil do tecido mole.[48]

RP-4

A RP-4 é uma prótese removível que é completamente suportada pelos implantes, dentes ou ambos, sem suporte de tecidos moles. A prótese é rígida quando inserida: Os encaixes de sobredentadura ligam normalmente a prótese amovível a uma barra de tecido de baixo perfil ou a uma superestrutura que fixa os pilares dos implantes. Normalmente, são necessários cinco ou seis implantes na mandíbula e seis a oito implantes na maxila para fabricar próteses RP-4 completamente suportadas por implantes em pacientes com critérios dentários favoráveis. Os critérios de colocação de implantes para uma prótese RP-4 são diferentes dos critérios para uma prótese fixa. É necessário mais espaço interoclusal para permitir espaço suficiente para os dentes de acrílico e de prótese. Para além disso, tem de ser adicionada uma superestrutura e acessórios de sobredentadura aos pilares do implante. Isto requer uma colocação do implante mais lingual e apical em comparação com a posição do implante para uma prótese fixa. Se a colocação do implante não estiver posicionada mais lingual ou apicalmente, o espaço será insuficiente para reter os dentes da prótese. Os implantes numa prótese RP-4 (e numa restauração FP-2 ou FP-3) devem ser colocados na posição mesiodistal para obter a melhor situação biomecânica e higiénica.[56]

A prótese RP-4 pode ter o mesmo aspeto que uma restauração FP-1, FP-2 ou FP-3. Uma prótese de porcelana para metal com encaixes em coroas de pilar selecionadas pode ser fabricada para pacientes com o desejo estético de uma prótese fixa. Os acessórios da sobredentadura permitem uma melhor higiene oral ou permitem ao paciente dormir sem as forças excessivas do bruxismo noturno sobre a prótese[47].

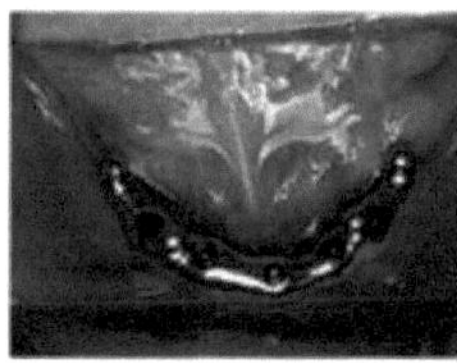
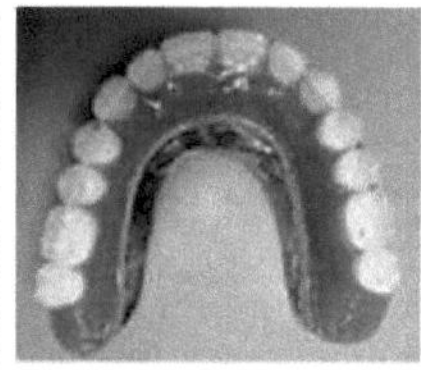
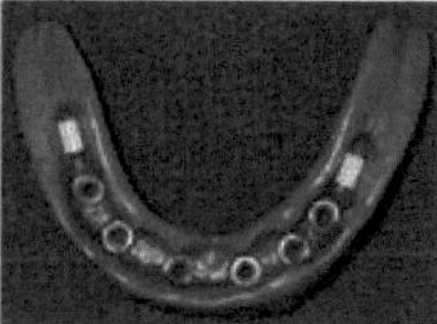

Prótese RP-4

RP-5

A RP-5 é uma prótese amovível com suporte de tecido mole (primário) e implante (secundário). Existem muitas opções com uma prótese RP-5. Por exemplo, a sobredentadura mandibular completamente edêntula pode ter: (1) dois implantes anteriores independentes um do outro, (2) implantes esplintados na região dos caninos para melhorar a retenção, (3) três implantes esplintados nas áreas dos pré-molares e incisivos centrais para proporcionar estabilidade lateral, ou (4) implantes esplintados com uma barra em cantilever para reduzir as abrasões dos tecidos moles e limitar a quantidade de cobertura de tecidos moles necessária para o suporte da prótese. A principal vantagem de uma restauração RP-5 é o custo reduzido. A prótese é semelhante às sobredentaduras tradicionais suportadas por dentes naturais. No maxilar, dependendo da forma da arcada, são indicados quatro, cinco ou seis implantes. A prótese final é uma prótese convencional de arco completo que recebe o suporte primário do tecido mole e secundariamente dos implantes.[57]

O médico e o paciente devem compreender que o osso continuará a reabsorver nas regiões suportadas por tecidos moles da prótese. As reabilitações e os ajustes oclusais a cada poucos anos são requisitos de manutenção comuns de uma restauração RP-5. A reabsorção óssea com a prótese RP-5 pode ocorrer duas a três vezes mais rapidamente do que a reabsorção encontrada com as próteses totais. Isto pode ser um fator quando se considera este tipo de tratamento em pacientes jovens, apesar do menor custo e da baixa taxa de insucesso.[50]

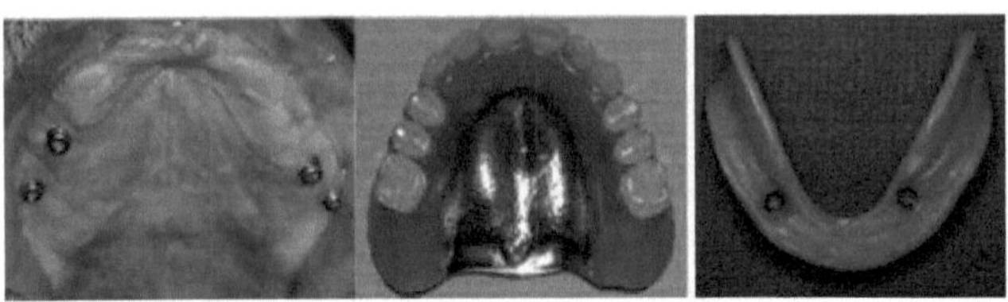

Prótese RP-5

CAPÍTULO 10

Substitutos ósseos e membranas

A maioria dos implantes dentários requer algum tipo de aumento ósseo. Durante muitos anos, o autoenxerto (considerado o padrão de ouro) foi o único material disponível para preenchimento de espaços ósseos, e ainda tem lugar em muitas aplicações. No entanto, descobertas dramáticas em biomateriais e melhorias no processamento, preservação e embalagem tornaram os substitutos de enxertos ósseos (BGS) disponíveis que são seguros, eficazes, acessíveis em quantidades suficientes e adequados para quase todas as situações clínicas[52].

Substituto ideal de enxerto ósseo[53]

Um substituto de enxerto ósseo ideal deve:

- ser biomecanicamente estável.
- degradar-se num período de tempo adequado
- apresentam propriedades osteocondutoras, osteogénicas e osteoindutoras e
- proporcionam um ambiente favorável à invasão de vasos sanguíneos e de células formadoras de osso.

Apesar de a osteocondutividade dos biomateriais para estratégias de engenharia de tecido ósseo (BTE) poder ser dirigida pela sua composição, carácter superficial e estrutura interna, as caraterísticas osteoindutoras e osteogénicas (discutidas mais tarde) podem ser melhoradas pela adição de materiais osteopromotores.[54]

Material de membrana ideal

A Regeneração óssea guiada é uma técnica comum em implantologia dentária para o tratamento de defeitos ósseos. Estes materiais são utilizados para evitar a invasão de células que não são necessárias ou que interferem com a formação óssea. O objetivo principal é a repopulação selectiva de células. Uma membrana de barreira ideal deve:

- Ser biologicamente compatível. Não deve haver inflamação ou interação entre o material de barreira e o hospedeiro[55].
- Permitir a manutenção do espaço. Quando desejado, a membrana deve ter a capacidade de evitar o colapso do defeito.[56]
- Estabilizar o coágulo de sangue que se forma como parte da cicatrização natural. Isto permitirá que o processo de regeneração progrida e reduzirá a integração indesejada de tecido no defeito.
- Proporcionar a oclusão celular. Esta é a principal função da membrana, mas muitas membranas permitem a passagem de fluidos que podem ajudar na cicatrização[55].
- Possuem algum grau de resistência mecânica (com base nas necessidades do utilizador final). A resistência é necessária e, nalguns casos, a memória de forma é desejada.
- Reabsorver de forma previsível, de acordo com os requisitos do utilizador final. Felizmente, existem muitas configurações com taxas de reabsorção variáveis.
- Ser fácil de modificar e manipular. Existem muitos tipos de membranas à escolha, a maioria das quais possui estas propriedades. Cabe ao médico escolher a membrana de barreira que melhor proporciona o resultado clínico desejado[56].

Classificação dos substitutos de enxertos ósseos e membranas

1. O transplante refere-se à transferência de um órgão de um corpo para outro, ou de uma determinada secção do próprio corpo do doente para outra área. Este procedimento é normalmente efectuado para substituir um órgão danificado ou em falta. Os tecidos podem ser

transferidos de um indivíduo para outro e, pelo facto de serem geralmente colocados para incentivar o corpo a curar-se, sendo assim incorporados no hospedeiro, são considerados transplantes.[56]

2. Os implantes são dispositivos médicos destinados a substituir uma parte do corpo em falta, apoiar uma parte danificada ou melhorar o corpo de alguma forma. Os implantes dentários de titânio são um bom exemplo. Alguns investigadores consideram que os aloenxertos e os xenoenxertos (material biológico) são implantes porque não têm vida. É aceitável chamar-lhes transplantes ou implantes.[55]

3. Auto-enxerto (ou autotransplante) é o transplante de órgãos funcionais, tecidos ou mesmo proteínas específicas de uma parte do corpo para outra na mesma pessoa. Exemplos em implantologia dentária são os enxertos do ramo ascendente, do queixo ou da crista ilíaca.[55]

4. O aloenxerto (ou homoenxerto) é o transplante de células, tecidos ou órgãos para um recetor a partir de um dador geneticamente não idêntico da mesma espécie. Também pode ser designado por transplante alogénico. Relacionado com este são os isoenxertos - um enxerto de tecido entre dois indivíduos que são geneticamente idênticos (ou seja, gémeos monozigóticos).

O osso liofilizado desmineralizado e a derme acelular são exemplos utilizados em implantologia dentária.[55]

5. O xenoenxerto (ou heteroenxerto) é um enxerto de tecido ou transplante de órgão de um dador de uma espécie diferente da do recetor. Os materiais de origem bovina ou suína (osso esponjoso ou membranas de colagénio) são bons exemplos. Um exemplo interessante de xenoenxertos são os materiais derivados de corais. Estes são considerados xenoenxertos (em oposição aos aloplastos) devido à sua natureza orgânica[56].

6. O Alloplast é um material inorgânico utilizado como substituto ósseo ou implante.

Os materiais de hidroxiapatite (HA) e fosfato tricálcico (TCP) são exemplos disso.[56]

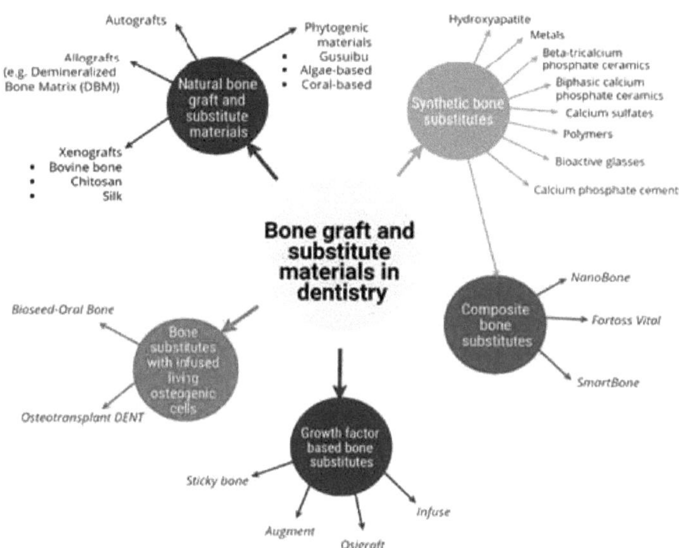

1. Aloenxerto

a. Partículas corticais mineralizadas

Também conhecido como aloenxerto ósseo liofilizado (FDBA), os enxertos de partículas corticais mineralizadas ainda contêm todos os componentes ósseos naturais e são osteocondutores. Embora seja chamado de mineralizado, não há adição de minerais; ele simplesmente "não" é desmineralizado. É obtido a partir de osso da extremidade (fémur, tíbia, fíbula, úmero, rádio, ulna, etc.) e pode ser processado, moído e peneirado para qualquer gama de partículas desejada.[57] **b. Particulado esponjoso mineralizado**

Conhecido como aloenxerto ósseo liofilizado, o particulado esponjoso mineralizado é feito exclusivamente a partir da porção esponjosa do osso e é osteocondutor. A fonte do enxerto é a região metafisária dos ossos longos. Partilha muitas das caraterísticas do particulado cortical mineralizado, mas tem maior macroporosidade devido ao espaço medular. Para além disso, a superfície trabecular do esponjoso está coberta por endósteo que, tal como o periósteo, desempenha provavelmente um papel na regeneração óssea. Os enxertos esponjosos mineralizados são osteocondutores[58].

c. Mistura mineralizada cortical/canelosa

A mistura cortical/esponjosa mineralizada é uma combinação dos dois tipos de enxerto anteriores. Pode ser fabricado de duas formas: a primeira é misturando cada componente 50:50 (v/v), o que requer material cortical e esponjoso de um único dador, o que exige medidas adicionais de controlo de qualidade; e a segunda forma é triturar e peneirar osso da metáfise de um osso longo, o que é conhecido como uma mistura "natural" (denominada corticocanelosa) e resulta num enxerto com proporções variáveis e indeterminadas de componente esponjoso. A mistura cortical/esponjoso está a ganhar popularidade porque estes enxertos proporcionam um bom suporte mecânico e permitem uma incorporação mais rápida[59].

d. Partículas corticais desmineralizadas

O particulado cortical desmineralizado é também conhecido como matriz óssea desmineralizada (DBM). Historicamente, este foi o primeiro enxerto produzido em grande quantidade pelos processadores de tecidos para o mercado periodontal. Os enxertos desmineralizados têm potencial osteoindutor porque o processamento remove a porção mineralizada do enxerto, expondo assim as proteínas não colagénicas (por exemplo, BMPs) associadas à matriz de colagénio. Estas proteínas recrutam células formadoras de osso para o local, induzindo assim o crescimento de novo osso. O outro termo, matriz óssea desmineralizada, é reservado para o aloenxerto ósseo desmineralizado liofilizado que é colocado num suporte ou é embalado num dispositivo de conveniência, como uma seringa.[58]

e. Combinação de cortical mineralizada/cortical desmineralizada

Um dos mais recentes enxertos, a combinação cortical mineralizada/cortical desmineralizada (70:30 v/v) tira partido das melhores caraterísticas dos seus componentes. Ao contrário do DFDBA, esta versão mantém o espaço e incorpora-se rapidamente em comparação com as formas de enxerto mineralizadas. É simultaneamente osteocondutora e osteoindutora[59].

f. Osso laminar

O osso laminar é uma forma de enxerto que foi popular nos anos 90 e que está a ressurgir. É feito através da preparação de lâminas corticais (da porção diafisária de ossos longos) e desmineralização. Este enxerto flexível não só induz o crescimento de novo osso como actua como a sua própria membrana[58].

g. Esponjoso irradiado (corpo vertebral)

Os corpos vertebrais possuem medula e esponjoso com trabeculação extremamente densa (segundo a lei de Wolff). A partir de materiais vertebrais podem ser produzidos enxertos de particulado cortical, particulado esponjoso e enxertos em bloco. Estes materiais recebem uma irradiação gama de 25 a 38 kGy[56].

h. Blocos e cubos corticais e esponjosos mineralizados

Podem ser fabricados blocos e cubos em quase todas as dimensões a partir de secções sólidas de osso cortical e esponjoso. Estes seriam utilizados em casos maiores em que as paredes em falta têm de ser substituídas, entre outros casos. Estes materiais chegam liofilizados, pelo que os clínicos devem ter cuidado ao re-hidratar e durante a fixação. No estado liofilizado, estes enxertos são frágeis. Quando devidamente reidratados, apresentam a mesma biomecânica do osso natural. Na maioria das vezes, a fixação é feita através de um método de parafuso de lag.[57]

i. Gel, pastas e massas

O gel, as pastas e os betumes são todos fabricados com matriz óssea desmineralizada como componente principal e uma substância transportadora inerte. O primeiro enxerto deste tipo foi lançado no início dos anos 90 e utilizava glicerol como meio de distribuição das partículas de matriz óssea desmineralizada. Foi formulado por conveniência: a matriz óssea desmineralizada não necessitava de re-hidratação, não havia partículas soltas com que lidar e o enxerto estava pronto a sair da prateleira. Atualmente, existem muitos géis, pastas e massas no mercado. Existe uma sobreposição na designação destes materiais. Em geral, gel significa muito fino (baixa viscosidade), com a possibilidade de ser administrado através de uma seringa ou outro dispositivo. A pasta é mais espessa e pode ser administrada num dispositivo de perfuração aberta. A massa de vidraceiro é moldável e pode ser entregue à mão num local. Muitos descrevem-no como o composto de modelação Play-Doh (Hasbro Corp., Cincinnati, Ohio) utilizado por crianças e artistas. O Putty tem uma utilidade adicional na medida em que pode ser frequentemente combinado com outros materiais de enxerto (por exemplo, auto-enxerto) ou materiais osteopromotores. Os géis, pastas e betumes também podem ser fornecidos em várias formulações. Alguns têm apenas DBM e um suporte, enquanto outros têm DBM, um componente mineralizado e um suporte. Estes materiais manteriam o espaço muito melhor do que um material desmineralizado puro.[56]

j. Costela, mandíbula, pinos de osso e placas

Uma variedade de enxertos esqueléticos adicionais pode ser encontrada em diferentes processadores de tecidos.

As costelas são processadas pela maioria dos bancos de tecidos. As mandíbulas estão limitadas a alguns bancos - sendo estas difíceis de recuperar e processar. Os pinos de osso (cortical sólido) tornaram-se mais populares nos últimos anos e são utilizados de forma semelhante aos parafusos de fixação. As lâminas corticais estão disponíveis, mas não em todos os processadores de tecidos. A maioria dos bancos de tecidos, se contactados, ajudarão o clínico a encontrar quem tenha o enxerto disponível.[54]

k. Materiais baseados em células

O Osteocel (Nuvasive, Inc., distribuído pela ACE Surgical, Brockton, Massachusetts) é um excelente exemplo de um material baseado em células. A partir de um único dador, a matriz óssea desmineralizada, o osso esponjoso mineralizado e as células da medula óssea são processados e recombinados neste enxerto especializado. O material resultante é osteoindutor, osteocondutor e osteogénico. Outros processadores estão a investigar soluções semelhantes, e esta é uma área de regeneração de tecidos em rápido crescimento.[57]

l. Tecidos placentários

A placenta é a fonte de membranas e células valiosas. A membrana amniótica humana é a mais comummente utilizada e é derivada das membranas fetais. Consiste na membrana amniótica interna constituída por uma única camada de células do âmnio fixadas ao mesênquima rico em colagénio. A membrana amniótica humana tem baixa imunogenicidade, propriedades anti-inflamatórias e pode ser isolada sem o sacrifício de embriões humanos. A membrana amniótica tem várias aplicações clínicas no domínio da dermatologia, oftalmologia, cirurgia otorrinolaringológica, ortopedia e cirurgia dentária.[58] **m. Fascia Lata**

A fáscia lata é a fáscia profunda da coxa. Investe toda a coxa, mas varia de espessura em diferentes partes (a secção utilizada em medicina dentária tem cerca de 1 mm de espessura). Desde a década de 1920, a fáscia lata de dadores falecidos tem sido utilizada em cirurgia reconstrutiva[58].

n. Pericárdio

O pericárdio é a membrana que envolve o coração, constituída por uma camada fibrosa exterior e uma camada dupla interior de membrana serosa. O material assemelha-se à fáscia lata e pode ser utilizado de forma semelhante. O pericárdio é recuperado apenas de dadores de válvulas cardíacas; por conseguinte, é escasso e não é processado pela maioria dos bancos de tecidos.[59] **o. Derme Acelular**

As matrizes dérmicas acelulares são enxertos de matriz de tecido mole criados por um processo que resulta em descelularização, mas que deixa a matriz extracelular intacta. Começa com um enxerto de pele de espessura total de um dador falecido. O enxerto de espessura total é exposto a químicos que removem a epiderme. Um passo secundário expõe a derme restante a produtos químicos (detergentes e endonucleases) que removem as células e o ADN. Este é o passo de "descelularização" que torna o enxerto acelular. Como resultado, é improvável uma resposta imunológica no hospedeiro. A matriz extracelular é preservada, bem como as propriedades biomecânicas. Estes materiais têm tido grande utilização no tratamento de queimaduras, cirurgia plástica e reconstrutiva, pediatria, ortopedia e medicina dentária.[57] **p.**

Xenoenxerto

O xenoenxerto é frequentemente desproteinizado (removendo todos os factores imunogénicos) através de uma variedade de métodos. O que resta é uma matriz calcificada que se assemelha ao componente inorgânico natural (hidroxiapatite) em todos os aspectos. A macroporosidade e a microporosidade são preservadas. As partículas de xenoenxerto estão disponíveis numa variedade de gamas de partículas. Uma vez que o xenoenxerto é um mineral puro, a sua reabsorção é lenta e é um excelente material para a preservação de espaços a longo prazo.[60]

q. Formulário de bloco

Podem ser formados blocos sólidos e porosos de xenoenxerto, hidroxiapatite, com base nas caraterísticas desejadas. Estes blocos funcionam para preservar o espaço durante muito mais tempo do que com um aloenxerto. A macroporosidade e a microporosidade podem ser controladas, bem como as caraterísticas da superfície. Sendo um produto de hidroxiapatite pura, os enxertos tendem a ser mais frágeis do que o osso natural, pelo que se deve ter cuidado ao modificar a forma ou ao utilizar parafusos de fixação.[61] **r. Pericárdio**

Como mencionado anteriormente, o pericárdio de aloenxerto está em falta. Como resultado, foram desenvolvidos e introduzidos no mercado dentário substitutos do pericárdio bovino e suíno. O pericárdio bovino tem um maior teor de colagénio do que a versão suína. São geralmente constituídos por três camadas com colagénio e fibras elásticas numa matriz amorfa. A sua superfície é porosa, o que permite a fixação e a proliferação celular, mas tem uma densidade acrescida para a exclusão de tecidos moles. As membranas de pericárdio têm mostrado uma reabsorção prolongada em comparação com as membranas de colagénio[55].

s. Produtos à base de colagénio

As membranas de colagénio reabsorvíveis são fabricadas a partir de tendões e pele xenogénicos para tratar feridas orais, como alvéolos de extração, para procedimentos e reparações de elevação do seio nasal e para cirurgias periodontais ou endodônticas. Actuam como suportes para a deposição óssea na regeneração óssea guiada, promovem a agregação plaquetária, estabilizam os coágulos e atraem fibroblastos, facilitando a cicatrização de feridas[54].

t. Enxertos Coralinos

Madrepore ("coral de pedra") e millepora ("coral de fogo") são colhidos e tratados para se tornarem "grânulos derivados de coral" e outros tipos de xenoenxertos coralinos. Os materiais à base de coral são principalmente carbonato de cálcio (e uma proporção importante de fluoretos, útil no contexto de enxertos para promover o desenvolvimento ósseo), enquanto o osso humano natural é feito de hidroxiapatite, juntamente com fosfato e carbonato de cálcio. O material de coral é transformado industrialmente em hidroxiapatite através de um processo hidrotérmico, dando origem a um xenoenxerto não reabsorvível[56].

2. Alloplast

a. Hidroxiapatite

A hidroxiapatite é um biomaterial de fosfato de cálcio comummente utilizado para aplicações de regeneração óssea, devido ao facto de ter uma composição e estrutura semelhantes ao mineral ósseo natural. Uma vez implantados, os enxertos à base de hidroxiapatite formam uma ligação química direta ao osso. A hidroxiapatite sintética está disponível e é utilizada em várias formas: (1) porosa não reabsorvível, (2) sólida não reabsorvível e (3) reabsorvível (não cerâmica, porosa). A hidroxiapatite funciona como um material de enxerto osteocondutor.[58] **b. Fosfatos tricálcicos**

Nos últimos anos, o fosfato tricálcico tem sido utilizado e amplamente investigado como um substituto ósseo . O fosfato tricálcico tem duas formas cristalográficas: o fosfato α-Tricálcico e o fosfato ß-Tricálcico. O fosfato ß-Tricálcico apresenta uma boa biocompatibilidade e osteocondutividade, sendo habitualmente utilizado como um material de enchimento parcialmente reabsorvível que permite a substituição por osso recém-formado.[59] **c. Configurações bifásicas**

As configurações bifásicas referem-se a enxertos feitos de fosfato de cálcio bifásico, material composto por hidroxiapatite e fosfato ß-Tricálcio. As combinações são interessantes na medida em que o rácio de hidroxiapatite e de fosfato ß-Tricálcio pode ser modificado para permitir a reabsorção desejada (lenta ou rápida)[60].

d. Sulfato de cálcio

Os compostos de sulfato de cálcio têm uma resistência à compressão superior à do osso esponjoso. O sulfato de cálcio é normalmente aplicado como um material de barreira para melhorar os resultados clínicos da terapia de regeneração periodontal. Quando utilizado como barreira, os materiais de sulfato de cálcio funcionam como adjuvantes de outros materiais de enxerto.[53]

e. Vidro bioativo

Os vidros bioactivos oferecem vantagens como o controlo da taxa de degradação, excelente osteocondutividade, bioatividade e capacidade de transportar células, mas apresentam limitações em determinadas propriedades mecânicas, como baixa resistência, tenacidade e fiabilidade. Pode ligar-se quimicamente ao tecido hospedeiro, formando uma camada de apatite semelhante à do osso entre os materiais e o tecido ósseo. Os produtos de dissolução iónica do vidro bioativo podem promover a proliferação e diferenciação dos osteoblastos através da ativação de uma série de genes que regulam os comportamentos celulares[54].

f. Malha de titânio

A utilização de uma malha de titânio, que pode manter o espaço, pode ser uma modalidade de tratamento previsível e fiável para regenerar e reconstruir um rebordo alveolar gravemente deficiente. As principais vantagens da malha de titânio são o facto de manter e preservar o espaço a regenerar sem colapsar, e de ser flexível e poder ser dobrada. Pode ser moldada e adaptada de modo a poder ajudar a regeneração óssea em defeitos que não mantenham o espaço.[55]

Devido à presença de orifícios no interior da malha, esta não interfere com o fornecimento de sangue diretamente do periósteo para os tecidos subjacentes e para o material de enxerto ósseo. É também completamente biocompatível com os tecidos orais. A malha de titânio desempenha uma função dupla como substituto ósseo e produto de barreira[56].

3. Membranas

Cada uma pode ser considerada "reabsorvível" ou "não reabsorvível" com base no facto de a membrana poder ser deixada no local da cirurgia.[57] **a. Membranas reabsorvíveis**

Existem três tipos de membranas biologicamente reabsorvíveis (degradáveis): (1) copolímeros sintéticos de poliglicolídeos, (2) colagénio e (3) sulfato de cálcio. Os polímeros sintéticos biodegradáveis mais utilizados em andaimes tridimensionais na engenharia de tecidos são os poli(a-hidroxiésteres) saturados, incluindo o poli(ácido lático) (PLA) e o poli(ácido glicólico) (PGA), bem como os copolímeros de poli(ácido lático-coglicolídeo)[57].

As membranas de colagénio, bem como todas as membranas reabsorvíveis, não requerem normalmente uma segunda cirurgia para a sua remoção. O colagénio é o principal componente do tecido conjuntivo e fornece suporte estrutural para os tecidos em todo o corpo[58].

O colagénio é um agente hemostático. Possui a capacidade de estimular a ligação das plaquetas e de aumentar a ligação da fibrina, o que pode ajudar na formação e estabilização inicial do coágulo, levando a uma melhor regeneração. Além disso, o colagénio é quimiotático para os fibroblastos. As membranas de colagénio são fáceis de manipular e adaptam-se bem à topografia alveolar[59].

b. Membranas não reabsorvíveis

Materiais como filtros laboratoriais de acetato de celulose (Millipore; Merck KGaA, Darmstadt, Alemanha, operando como MilliporeSigma nos Estados Unidos), folhas de silicone e filtros laboratoriais de politetrafluoroetileno expandido (e-PTFE) foram os primeiros biomateriais não reabsorvíveis utilizados na investigação de membranas de barreira para terapia regenerativa. A função das membranas não degradáveis (não reabsorvíveis) é temporária, uma vez que mantêm a sua integridade estrutural aquando da colocação e são posteriormente recuperadas através de cirurgia.[54]

CAPÍTULO 11

Complicações

Atualmente, na implantologia dentária, a maioria dos procedimentos é concluída sem complicações. Contudo, as complicações ocorrem e podem ter efeitos devastadores e duradouros para o doente e para o médico dentista. Idealmente, o médico deve ter um conhecimento profundo dos princípios cirúrgicos e protéticos dos implantes, o que minimiza a possibilidade de complicações. No entanto, mesmo que o clínico siga os protocolos mais rigorosos e previsíveis, podem ocorrer situações inesperadas.[42]

As coroas unitárias implanto-suportadas e as pontes múltiplas implanto-suportadas podem sofrer de várias complicações mecânicas, biológicas ou técnicas. A má seleção do paciente é um dos factores importantes que contribuem negativamente para as falhas na implantologia dentária[43].

1. Complicações mecânicas

As complicações mecânicas são normalmente uma sequela da sobrecarga biomecânica. Os factores que contribuem para a sobrecarga biomecânica são a má posição/angulação do implante (inclinação da cúspide, inclinação do implante, desvio horizontal do implante e desvio apical do implante), suporte posterior insuficiente (ou seja, falta de dentes posteriores) e osso disponível inadequado ou a presença de forças excessivas devido a hábitos parafuncionais, ou seja, bruxismo.[44] **a. Desprendimento de parafusos**

A sobrecarga dos implantes causa normalmente o afrouxamento ou a fratura do componente do implante. Goodacre et al. afirmaram que o afrouxamento ou a fratura dos parafusos prevaleceu mais com os parafusos protéticos do que com os parafusos do pilar. Os implantes restaurados com coroas únicas mostraram mais afrouxamento dos parafusos do que os implantes múltiplos com várias unidades restauradas, e as restaurações de implantes de molares mandibulares são mais afectadas pelo afrouxamento dos parafusos do que os maxilares. Noutro estudo, a incidência de afrouxamento do parafuso do pilar ou do pilar foi de 59,6% num período de acompanhamento de 15 anos.

Noutro estudo de acompanhamento de implantes unitários Branemark, o afrouxamento do parafuso foi relatado como a complicação mais frequente.[44]

Para facilitar a incidência do afrouxamento do parafuso, é aconselhável maximizar as forças de aperto da articulação enquanto se reduzem as forças de separação da articulação. As forças de separação da articulação incluem contactos excursivos, contactos em cantilever, contactos interproximais, contactos cêntricos fora do eixo e estruturas não passivas. Num artigo de Sadid-Zadeh et al., foi sugerido o torque do pilar ou da coroa aparafusada, com o dobro da força recomendada pelo fabricante, com um intervalo de 5 minutos entre cada rotação. Ao longo dos anos, muitos fabricantes reviram os componentes dos implantes convencionais para reduzir os incidentes de afrouxamento dos parafusos[42].

b. Fratura do parafuso/implante

Existem duas causas principais de fratura de implantes: sobrecarga biomecânica e perda óssea vertical periimplantar. O risco de fratura do implante aumenta várias vezes quando a perda óssea vertical é suficientemente grave para coincidir com o limite apical do parafuso. As fracturas de implantes também podem ser atribuídas a falhas na conceção e fabrico do próprio implante. O afrouxamento do parafuso, despercebido e recorrente, é um fator de risco para a fratura de implantes dentários, o que indica uma alteração no desenho da prótese.[43]

A fratura mais frequentemente encontrada é a da cabeça hexagonal afastada do corpo principal do parafuso. Quando um parafuso está solto, está mais sujeito a uma carga lateral excessiva. A fratura do parafuso do pilar do implante pode ser um contratempo grave, uma vez que o fragmento remanescente no interior do implante compromete o funcionamento eficaz do implante. Quando os pacientes usam uma prótese implanto-suportada (fixa ou removível), há uma diminuição das forças oclusais que variam entre 200 e 300 N. A falha dos pilares dos implantes ocorre quando as forças laterais excedem 370 N para os pilares com uma profundidade de articulação de pelo menos 2,1 mm e 530 N com uma profundidade de articulação de pelo menos 5,5 mm.[44]

Os implantes com um diâmetro mais pequeno, de 4 e 3,75 mm, tendem a fraturar mais facilmente do que os de maior diâmetro. Foi referido que um implante com um diâmetro de 5 mm é três vezes mais forte do que um com um diâmetro de 3,75 mm, enquanto um implante de 6 mm de diâmetro é 6 vezes mais forte do que um implante de 3,75 mm. A fratura e o afrouxamento do parafuso do pilar podem ser reduzidos se forem seguidas determinadas estratégias. Estas incluem um planeamento cuidadoso do tratamento, a compreensão do esquema oclusal, o aperto do implante com o torque recomendado e consultas de acompanhamento de rotina.[42]

c. Falha do cimento

A falha do cimento é outra consequência da sobrecarga biomecânica, que normalmente afecta a fixação da prótese e pode ser tratada através de um procedimento de cimentação. Com os avanços na ciência dos materiais, particularmente nos agentes de cimentação, a incidência de descimentação reduziu significativamente. No entanto, deve ser seguido um planeamento cuidadoso do tratamento e critérios clínicos para evitar tais incidências[43].

1. Complicações técnicas

A frequência de ocorrência de complicações técnicas é maior nas PPF implantossuportadas do que nas próteses removíveis suportadas por implantes. Sempre que existe uma ligação rígida entre o implante osseointegrado e a estrutura fixa subsequente, as tensões são inevitavelmente induzidas em todos os componentes da estrutura. A carga funcional adicional produz tensões suplementares, que afectam o conjunto osso-implante-prótese.[43] Assim, o desafio continua a ser para um protésico fornecer uma prótese tolerável que não comprometa a resistência do tratamento. Por conseguinte, o ajuste passivo da estrutura tem sido defendido como um requisito para uma osseointegração bem sucedida a longo prazo do implante com o osso circundante.[42] O problema da fratura da estrutura é alegadamente exagerado em maxilares parcialmente edêntulos, porque a interface implante-pilar e o parafuso de retenção do pilar estão expostos a cargas de flexão lateral, inclinação e alongamento mais elevadas, em comparação com implantes esplintados bilateralmente num maxilar completamente edêntulo. O comprimento da barra fundida ou do vão da estrutura é diretamente proporcional à distorção relacionada com a construção, pelo que, para corrigir o desajuste grosseiro da relação pilar-superestrutura, recomenda-se o corte da estrutura ou da barra e a posterior união das secções através de soldadura ou união por solda, mas ambas as técnicas podem prejudicar ainda mais o ajuste original. Uma vez que os métodos corretivos conduzem normalmente a um desajuste, para evitar a necessidade de tais correcções, recomenda-se que sejam feitos esforços para melhorar o ajuste original/inicial das estruturas fundidas.[43] Os factores que influenciam a precisão do ajuste inicial da estrutura incluem o material de moldagem, a técnica de moldagem e a estabilidade posicional dos pilares de transferência. As abordagens refinadas e os procedimentos protéticos detalhados e precisos continuam a ser um requisito para conseguir um ajuste passivo com uma superestrutura suportada por implantes.[44]

Fratura de porcelana de revestimento

As restaurações metalo-cerâmicas são os tipos de restaurações mais comuns na medicina dentária clínica. Com o passar do tempo, as exigências estéticas dos pacientes aumentaram, levando assim os clínicos a concentrarem-se em restaurações totalmente em cerâmica. As restaurações de zircónia são promissoras e o material está mesmo a ser utilizado para fabricar pilares de implantes para restaurações retidas por cimento ou para revestimento direto para próteses aparafusadas. A fratura da cerâmica de revestimento é outra complicação comum associada às restaurações de implante único.[46] Sadid-Zadeh *et al.* concluíram que, de um total de 5052 restaurações de cerâmica e porcelana fundidas em metal, 172 falharam devido a lascamento , o que representa 3,4% das complicações associadas, num seguimento médio de 5 anos. A incidência da fratura da cerâmica de recobrimento pode ser reduzida seguindo as recomendações clínicas, ou seja, reduzindo a mesa oclusal, evitando contactos oclusais pesados, mantendo alturas de cúspide pouco profundas, e proporcionando uma espessura adequada da cerâmica de recobrimento.[43]

2. Insucesso biológico

As falhas biológicas incluem infecções bacterianas, acumulação de placa microbiana, perda óssea progressiva e perturbações sensoriais. As complicações biológicas são subcategorizadas em falhas biológicas precoces e falhas tardias do implante, em que as falhas precoces são atribuídas à falha na colocação do implante cirúrgico sob medidas asépticas adequadas e as complicações tardias são tipicamente peri-implantite e infecções geradas por placa bacteriana[46].

Peri-implantite

A doença peri-implantar é definida como a alteração patológica inflamatória que ocorre nos tecidos moles e duros que rodeiam um implante osseointegrado. Quando um implante é osseointegrado com sucesso, a doença peri-implantar que ocorre é a consequência da disparidade entre a defesa do hospedeiro e o aumento da carga bacteriana. Normalmente, são necessários cerca de 5 anos para que a doença peri-implantar progrida e apresente sinais e sintomas clínicos. A incidência de peri-implantite e perda de implantes pode ser maior se forem avaliados os estudos com períodos de acompanhamento mais longos.4Num ambiente saudável em torno do implante, os tecidos desempenham um papel fundamental na prevenção da disseminação de agentes que podem ser patognomónicos, e se a barreira biológica for quebrada, pode levar à contaminação bacteriana em torno do osso, resultando na destruição precipitada dos tecidos que rodeiam o implante.[46] A doença peri-implantar está também relacionada com a distribuição desigual da carga oclusal, que pode levar ao afrouxamento da superestrutura, infeção da área circundante, culminando eventualmente no processo inflamatório. As condições sistémicas predisponentes incluem diabetes mellitus não controlada, osteoporose, tabagismo, tratamento prolongado com esteróides, periodontite não controlada, radioterapia e quimioterápicos.[47] As estratégias de tratamento da doença peri-implantar têm sido exploradas e utilizadas para prevenir o insucesso do tratamento com implantes. Estas incluem desbridamento mecânico não cirúrgico, administração local de antimicrobianos na periodontite e peri-implantite e desbridamento cirúrgico com enxerto ósseo. A remoção do implante é justificada se houver mais de 60% de perda óssea após a peri-implantite e se houver evidência de mobilidade.[42]

CAPÍTULO 12

Manutenção de implantes

A manutenção dos implantes dentários inclui a limpeza profissional efectuada pelo dentista e os cuidados orais em casa pelo próprio paciente. É obrigatória uma boa higiene oral por parte do paciente. Devem ser efectuadas consultas regulares de revisão 1, 3, 6 e 12 meses após a entrega da prótese sobre implantes.[18]

A posição e o desenho das próteses que são difíceis de manusear podem limitar a eficácia da limpeza mecânica. O doente deve ser chamado de volta de 3 em 3 meses durante o primeiro ano e, posteriormente, pelo menos de 6 em 6 meses. A falta de fibras organizadas no tecido mole que rodeia os implantes coloca a interface osso-implante num risco acrescido de destruição pelas bactérias patogénicas.[19]

Para além do papel clínico do dentista, o paciente e o higienista desempenham um papel importante na manutenção e no sucesso do implante.[19]

Seleção de instrumentos

A seleção de instrumentos para a manutenção de implantes depende de

- Os desenhos das pontas não devem ser volumosos e devem ser fáceis de utilizar pelo higienista[44].
- Os instrumentos devem ser descartáveis ou esterilizáveis e económicos[44]
- Localização e tenacidade do depósito a remover[43].
- Conceção de próteses[43]

Os regimes de manutenção dos implantes baseiam-se nas necessidades individuais, na capacidade de cuidados domiciliários e nas competências do doente. Os auxiliares de higiene oral para a manutenção dos implantes incluem escovas manuais, escovas sónicas e ultra-sónicas, dispositivos de polimento, escovas de dentes manuais e eléctricas, fio dentário, escovas interproximais e antimicrobianos.[43]

1. Limpeza profissional

Uma variedade de materiais é utilizada para o fabrico de scalers periodontais manuais para limpeza de implantes dentários, incluindo plástico, Teflon, metais banhados a ouro e madeira.[44]

a. Escaladores sónicos e ultra-sónicos

A utilização de pontas de scaler sónicas e ultra-sónicas pode provocar micro rugosidade e acumulação de placa na superfície do implante. A ponta de aço inoxidável também pode provocar a goivagem do colo polido do implante. Para evitar que isto aconteça, podem ser utilizados acessórios especiais, como mangas de nylon e inserções de plástico, com instrumentos sónicos e ultra-sónicos de metal para a raspagem à volta dos implantes dentários. Com esta abordagem, é efectuada uma limpeza eficaz com menos danos para o implante. Devido à delicadeza do selamento perimucoso, devem ser utilizados movimentos de trabalho curtos com uma pressão ligeira.[43]

b. Curetas de plástico ou revestidas de teflon

Podem tratar eficazmente a área subgengival sem alterar a topografia da superfície dos implantes. As superfícies tratadas com curetas de plástico e titânio apresentaram um maior número de células aderentes do que as superfícies tratadas com curetas de aço inoxidável. Dependendo da localização do cálculo, pode ser utilizado um golpe horizontal, vertical ou oblíquo e deve ser efectuado com um golpe do tipo exploratório para evitar trauma tecidular.[44] **c. Dispositivos de polimento**

As unidades de polimento com pó de ar têm a possibilidade de danificar a superfície do implante, pelo que devem ser evitadas. A pressão do ar pode separar a ligação do tecido mole com a parte coronal do implante, provocando enfisema. Além disso, a utilização de fermento em pó nestas unidades pode remover qualquer revestimento da superfície do implante. As superfícies de titânio ou liga de titânio dos implantes dentários podem ser polidas utilizando um copo de borracha com uma pasta de polimento não abrasiva ou uma tira de gaze com óxido de estanho.[45]

d. Irrigadores orais

Recomenda-se a irrigação subgengival com ou sem antimicrobianos, utilizando irrigadores orais. Os irrigadores orais com gluconato de clorexidina podem ser utilizados para a irrigação oral. A cânula não deve ser inserida até à base do sulco, para evitar a distensão do fluido para os tecidos circundantes.[46] Os doentes devem ser instruídos para utilizarem a cânula no nível mais baixo possível, a fim de evitar uma pressão indevida sobre o cuff do tecido do implante. A sua utilização incorrecta pode causar traumas que, por sua vez, podem levar a bacteriemia.[43]

1. Cuidados e manutenção do lar

a. Escovas de dentes manuais

As escovas de dentes manuais com cerdas feitas de material sintético e extremidades arredondadas são recomendadas para implantes, uma vez que os implantes são consideravelmente mais sensíveis em termos de erosão através da força mecânica. Para a limpeza de implantes dentários, é preferível uma escova de dentes macia com cabeça curta de tamanho médio. Não devem ser utilizadas escovas com cerdas ocas, uma vez que estas actuam como nichos para a colonização e crescimento bacteriano. Deve ser seguida a técnica de escovagem de baixo modificada A escova tufada manobra facilmente em áreas de difícil acesso e pode ser dobrada para se adaptar às necessidades do paciente. Especialmente útil nas regiões linguais posteriores, onde as escovas de dentes convencionais podem não chegar.[44]

b. Escovas de dentes mecânicas

São superiores às escovas manuais, uma vez que são melhores na remoção da placa bacteriana. A escova de dentes mecânica automatizada é sugerida como um modo diário de limpeza dos dentes. Estes dispositivos podem ter uma ação rotativa, recíproca ou sónica[46].

c. Fio dentário

Os doentes têm normalmente dificuldade em limpar as áreas interdentais. O fio dentário actua como uma ajuda eficaz nestes casos. Por exemplo, o aparelho de limpeza elastomérico descartável Proxi-Floss tem uma superfície texturada concebida para transportar os medicamentos para a superfície do implante e para os tecidos circundantes. O super-floss é considerado excelente para todos os tipos de implantes. É recomendada uma inserção e um movimento suaves para evitar traumatismos nos tecidos.[46] Os fios dentais tecidos com roscas ajudam a aceder e a limpar espaços de embrassura maiores e sob as barras de ligação. Os fios podem ser utilizados da mesma forma que os fios dentais, mas se houver a possibilidade de as fibras serem

A manutenção de implantes retidos em superfícies rugosas ou à volta de restaurações não deve ser considerada.[47] Os fios são uma alternativa económica ao fio dental tecido. Estão disponíveis em diferentes larguras. À volta do pilar do implante, são utilizados como um "pano para engraxar sapatos".[43]

d. Escovas interproximais

Só devem ser utilizados por pacientes com implantes depois de lhes ser demonstrada a sua utilização correta. Estão disponíveis com pontas intercambiáveis de várias formas. As escovas podem ter uma ponta exposta de fio metálico que pode riscar a superfície de titânio do pilar e, se for exercida pressão suficiente ou se as escovas estiverem gastas, o fio pode riscar a superfície do implante ou do pilar. Por conseguinte, devem ser utilizadas com precaução. Recomenda-se a utilização de escovas de arame revestidas a plástico para resolver este problema[45].

e. Antimicrobianos

A utilização de um elixir bucal antimicrobiano, como o gluconato de clorexidina ou o Listerine, tem-se revelado um meio eficaz de manter os cuidados orais. Ajudam a reduzir a placa bacteriana à volta dos implantes. A utilização prolongada de antimicrobianos, como o gluconato de clorexidina e o cloreto de cetilpirídio ou os compostos fenólicos, tende a provocar manchas. Por conseguinte, recomenda-se que sejam utilizados juntamente com escovas e fio dentário para reduzir as manchas. As pontas de espuma podem ser utilizadas para aplicar agentes quimioterapêuticos interdentalmente e especificamente no local.[44]

CAPÍTULO 13

Avanços e técnicas recentes

Os implantes dentários são um tratamento comum para a perda de dentes. A maioria das modificações da superfície dos implantes mostrou bons resultados de osseointegração. Relativamente aos revestimentos biomoleculares, que foram recentemente desenvolvidos e estudados, foram observados bons resultados em experiências com animais. A carga imediata teve resultados clínicos semelhantes aos da carga convencional e pode ser utilizada como um tratamento bem sucedido, uma vez que tem a vantagem de reduzir os tempos de tratamento e de proporcionar uma função e uma estética precoces. Os implantes curtos e os mini-implantes apresentaram resultados clínicos semelhantes em comparação com os implantes padrão. Pode ser utilizada uma variedade de técnicas de aumento do seio maxilar, materiais de enxerto e técnicas alternativas, tais como implantes inclinados, implantes zigomáticos, implantes curtos e mini-implantes. Com o desenvolvimento de novas tecnologias em três dimensões e desenho assistido por computador/fabricação assistida por computador (CAD/CAM), os implantes personalizados podem ser utilizados como alternativa aos desenhos de implantes convencionais.[65] **1. superfície do implante**

A modificação da superfície do implante tem sido estudada e aplicada para melhorar as propriedades biológicas da superfície, favorecendo a osteointegração. A rugosidade da superfície dos implantes tem sido aumentada através de vários métodos, tais como maquinagem, revestimento por pulverização de plasma, jato de areia, ataque ácido, jato de areia e ataque ácido (SLA), anodização e revestimento biomimético.[68]

1. A superfície de implante maquinada é a primeira geração de design de superfície de implante com uma superfície de implante torneada.[67]
2. O revestimento por pulverização de plasma forma geralmente uma camada espessa de deposição, como a hidroxiapatite (HA) e o titânio, pulverizando um material dissolvido em calor na superfície do implante.[67]
3. A granalhagem é um processo de pulverização de partículas sobre a superfície do implante utilizando material cerâmico ou sílica. São utilizadas partículas de areia, HA, alumina ou dióxido de titânio (TiO2) e é efectuado um condicionamento ácido para remover as partículas de jato remanescentes.[66]
4. A gravação ácida é o desbaste das superfícies dos implantes de titânio utilizando ácidos fortes como o ácido fluorídrico (HF), o ácido nítrico (HNO3) e o ácido sulfúrico (H2SO4) ou combinações destes ácidos[71].
5. A SLA é gravada com ácido após jato de areia com partículas de grão grande de 250-500 µm.[71]
6. A anodização é a rutura dieléctrica da camada de TiO2 através da aplicação de uma tensão elevada para gerar um micro-arco[76].

Afirma-se que qualquer modificação da superfície proporciona uma boa superfície para a osseointegração quando a rugosidade da superfície é de 0,44 a 8,68 µm. Afirma-se que o condicionamento ácido e o revestimento são os mais preferidos para obter uma boa rugosidade da superfície do implante. Recentemente, a investigação sobre modificações da superfície do implante utilizando materiais inorgânicos (HA, fosfato de cálcio, bifosfonato, etc.), factores de crescimento (proteína morfogenética óssea, fator de crescimento derivado das plaquetas, fator de crescimento transformador beta, fator de crescimento de fibroblastos, fator de crescimento endotelial vascular, etc.), péptidos e componentes da matriz extracelular (colagénio, sulfato de condroitina, vitronectina, ácido hialurónico, etc.) tem estado em curso como parte da modificação bioactiva da superfície.[66]

2. Carga imediata versus carga convencional (atrasada)

De acordo com muitos estudos anteriores, muitos investigadores acreditavam que, após a implantação no maxilar para uma futura prótese, os implantes de titânio deveriam ser deixados submersos para serem submetidos a um processo de cicatrização antes de poderem ser carregados de forma funcional. Este processo de cicatrização, que se chama osseointegração, poderia ser completamente alcançado num período de 3 a 6 meses. A razão para o atraso no carregamento foi evitar micro-movimentos no implante, que poderiam interferir com o processo de cicatrização. Se esta situação ocorrer, pode desenvolver-se tecido conjuntivo na interface entre a superfície do implante e o osso. O resultado seria a falha do implante por não ser capaz de resistir às forças mastigatórias.[66]

Este protocolo foi inicialmente desenvolvido para o tratamento de pacientes edêntulos, e

O seu principal objetivo era restaurar a função e a estética imediatas, que são normalmente as principais preocupações dos pacientes. Numerosos estudos recentes que se centraram neste conceito mostraram excelentes resultados, uma vez que o principal resultado foi a sobrevivência do implante[72].

Nos estudos que compararam os implantes de carga imediata com os implantes de carga convencional, os resultados mostraram taxas de sobrevivência elevadas em ambos os grupos. Uma revisão sistemática relatou uma taxa de sobrevivência de 98,2% na carga imediata versus 99,6% na carga convencional ao rever 29 estudos de controlo aleatórios.[67]

Os doentes do grupo de carga imediata referiram uma maior satisfação do que os do grupo de carga convencional. No entanto, no final de um período de observação de 1 ano, as diferenças funcionais entre os dois grupos tinham desaparecido. A dor pós-operatória foi a única diferença significativa, com um valor mais baixo nos grupos de carga imediata após o terceiro dia.[72]

Com base no atual conjunto de provas, pode sugerir-se que a carga imediata pode ser utilizada como uma modalidade de tratamento bem sucedida. Reduz os tempos de tratamento, proporciona função e estética precoces, preserva o osso alveolar e evita a migração indesejada de um dente adjacente no caso de falta de um único dente[68].

3. Mini implantes

Os mini-implantes tornaram-se a mudança evolutiva na fase de colocação de implantes. Ao contrário dos implantes dentários, em que várias consultas se tornam incómodas para os pacientes, os mini-implantes eliminam a necessidade de cirurgia e de várias consultas. A utilização mais comum dos mini-implantes dentários é a estabilização de sobredentaduras e tratamentos ortodônticos, mas atualmente também são utilizados em odontopediatria para a falta de dentes congénitos e para a perda de dentes devido a traumatismos. A prótese dentária ajuda na reabilitação oral convencional de pacientes com perda dentária anterior[70].

O mini-implante é um dispositivo de ancoragem temporário, constituído por titânio puro ou liga de titânio, uma vez que são biocompatíveis e altamente inertes.[64]

Configuração de um mini-implante dentário

Os dentes de tamanho mais pequeno, como os incisivos, tornam-se os candidatos favoráveis aos mini-implantes dentários. O seu desenho e estrutura promovem uma cicatrização rápida e resultados duradouros. A parte da cabeça do mini-implante assemelha-se muito a uma bola, que ajuda no mecanismo de retenção. Em conjunto, estas estruturas seguram os dentes no overjet e overbite designados [64].

Seleção do local de inserção

Ao escolher um local para a colocação de um mini-implante ortodôntico, o clínico deve considerar alguns factores como - Áreas de segurança: Devem ser evitadas as áreas em que existe um elevado potencial de lesões irreversíveis de estruturas anatómicas importantes. Permite procedimentos cirúrgicos corretos e proporciona uma estabilidade adequada. Condições do tecido duro (qualidade e quantidade de osso cortical): O osso cortical deve ser suficientemente espesso para proporcionar estabilidade suficiente (estabilização mecânica imediatamente após a implantação). A gengiva aderente deve estar em boas condições para o selamento dos tecidos moles. Um implante deve ser colocado numa posição biomecanicamente favorável para permitir a aplicação da força ortodôntica necessária. Os implantes devem ser colocados em áreas que resultem num desconforto mínimo para o paciente[64].

Para além do crescimento, são factores importantes a considerar no tratamento de uma criança com um dente em falta a dentição presente, o espaço residual entre os dentes presentes na arcada, a quantidade de osso alveolar e o momento da colocação do implante. O planeamento do tratamento deve ser efectuado com modelos de estudo e radiografias. Os mini-implantes devem ser selecionados de acordo com o local e devem ser preparadas coroas provisórias. É administrado um anestésico ligeiro nos tecidos do local. É escolhido um mini-implante dentário auto-roscante e auto-perfurante, feito de liga de titânio com as dimensões corretas selecionadas. É efectuado um pequeno orifício no osso para colocar cada mini-implante no local previsto, sendo o implante aparafusado no local previsto e apertado com uma chave de boca. A inserção dos implantes será transmucosa na posição ocluso-gengival. A resina acrílica é utilizada de forma a assemelhar-se às caraterísticas do dente perdido para se adaptar à configuração da linha gengival remanescente. As coroas provisórias actuam como mantenedoras de espaço e assumem a retenção final. Foi importante assegurar que a região do perfil transmucoso permanecesse completamente livre de qualquer obstáculo.[71]

O acoplamento final foi efectuado com o preenchimento parcial da cavidade em cerca de 1mm abaixo do rebordo alveolar com resina acrílica ainda em fase plástica, para permitir o interbloqueio mecânico entre as coroas e as cabeças dos mini-implantes após o tempo de presa. Em quase todos os casos, não é necessário suturar e não se sente qualquer desconforto após o procedimento. Após este passo, procedeu-se ao ajuste oclusal de forma a favorecer os contactos fisiológicos em máxima inter cúspide e movimentos excêntricos.[64] **Vantagens**[75]

- Verdadeiras inovações para as crianças que têm relutância em fazer uma cirurgia dentária.
- Biocompatível
- Minimiza o custo do tratamento
- Limpeza mais fácil
- Não são necessários cortes ou suturas

4. Implante curto

Num rebordo alveolar atrófico, existem muitas limitações anatómicas (seio maxilar, pavimento nasal, canal nasopalatino, canal alveolar inferior) que dificultam a colocação de um implante padrão. Para ultrapassar estas limitações e os défices ósseos verticais, são realizados procedimentos cirúrgicos adicionais, como a regeneração óssea guiada, o enxerto ósseo em bloco, a elevação do seio maxilar, a osteogénese de distração e o reposicionamento do nervo, para colocar um implante padrão. No entanto, o procedimento é delicado, exigente, dispendioso e moroso, aumenta a morbilidade cirúrgica e causa muitas complicações, como sinusite, infeção, hemorragia, lesão nervosa e perturbação da marcha. Os implantes curtos são considerados mais simples e eficazes, reduzindo a probabilidade de tais complicações, o desconforto do paciente, os custos do procedimento e os tempos de procedimento na reabilitação do rebordo alveolar atrófico. O termo de um implante dentário curto é subjetivo e não existe um critério claro para o comprimento de um implante dentário curto. Alguns artigos definiram 10 mm ou menos como o critério de um implante dentário curto, e outros definiram menos de 10 mm como um implante dentário curto. Alguns definiram o implante curto como sendo de 8 mm ou menos. As empresas de implantes ofereceram recentemente implantes curtos com menos de 8 mm.[72]

Em estudos que compararam implantes standard sem enxerto ósseo e implantes curtos, a taxa de sobrevivência variou entre 86,7 e 97,6%. Em estudos que compararam implantes padrão com um enxerto ósseo e implantes curtos, a taxa de sobrevivência variou entre 91,7 e 100%.[69]

5. Levantamento do seio

Técnica de aumento do seio maxilar

O aumento do seio maxilar, ou seja, o levantamento do seio maxilar, foi descrito pela primeira vez como uma técnica cirúrgica para criar uma janela óssea na parede vestibular do seio maxilar. Depois disso, o epitélio do seio foi suavemente levantado para criar um espaço para o enxerto ósseo. A colheita de osso foi efectuada na área da crista ilíaca e depois colocada no espaço preparado. O período de cicatrização demorou cerca de 6 meses antes da implantação. Foi sugerida a utilização de osso autógeno, aloenxerto e material aloplástico para enxerto ósseo durante o aumento do seio maxilar. Além disso, foi demonstrada a abordagem de uma etapa, na qual o aumento do seio e a implantação são realizados numa única cirurgia, enquanto a abordagem de duas etapas tem a implantação realizada após vários meses de aumento do seio. A técnica acima mencionada é conhecida como levantamento do seio maxilar com janela lateral e continua a ser amplamente utilizada na implantologia moderna devido à sua eficácia fiável.[70]

A elevação do pavimento do seio maxilar com osteótomo foi uma técnica menos invasiva numa única fase. Nesta técnica, o epitélio do seio foi acedido através de uma abordagem crestal. A ponta dos osteótomos, com um diâmetro crescente, empurra uma massa de osso para um nível necessário que ultrapassa o pavimento original do seio, elevando eventualmente o epitélio do seio. Os implantes foram então inseridos sem perfuração após o aumento do seio, seguido de enxerto ósseo se necessário.[71]

No entanto, foi sugerido que era necessário um mínimo de 6 mm de altura de osso alveolar para a estabilidade primária.[68]

Materiais de enxerto

Em termos de materiais de enxerto, o enxerto autógeno é considerado a fonte de enxerto mais previsível e fiável para a substituição de ossos deficientes. As caraterísticas do enxerto ósseo autógeno são a sua capacidade osteocondutora, osteoindutora e osteogénica, e quase nenhum outro material de enxerto de outras origens tem as mesmas capacidades. Os locais doadores intra-orais são convenientes para a colheita e partilham as mesmas estruturas biológicas e moleculares com o local recetor, mas produzem um volume limitado. Os locais de dadores extra-orais podem fornecer um volume significativo de material de enxerto, mas há um aumento da complexidade cirúrgica, da morbilidade e das cicatrizes. Por isso, foram desenvolvidos substitutos ósseos para aumentar ainda mais a opção de escolha dos materiais de enxerto.[72]

Os aloenxertos consistem em tecido da "mesma espécie", que é colhido de osso cadavérico e submetido a vários procedimentos para reduzir a antigenicidade. Os xenoenxertos consistem em tecido de espécies diferentes. Os componentes orgânicos são removidos para criar um suporte mineral com colagénio residual. Os aloplastos são substitutos ósseos sintéticos. Existem muitos tipos, que são classificados por porosidade. Estes materiais de enxerto podem ser fabricados como partículas de osso ou grandes blocos podem ser misturados com osso autógeno[66].

Com o avanço da investigação genética e molecular, foram efectuados numerosos estudos na última década para compreender melhor a eficácia, a segurança e as caraterísticas do mecanismo da proteína morfogenética óssea humana recombinante-2 (rhBMP-2), que é uma proteína osteoindutora essencial para o crescimento e a regeneração óssea. Foram encontrados alguns dos factores de crescimento, plasma rico em plaquetas (PRP) e outras moléculas. Foram efectuados muitos tipos de investigação para determinar a eficácia da utilização de material de enxerto com a adição de rhBMP-2 no aumento do seio maxilar para melhorar a osteointegração.[66]

Um estudo teve como objetivo determinar se a utilização de plasma rico em plaquetas poderia ter um efeito positivo na osseointegração de enxertos ósseos autógenos utilizados para o aumento do seio maxilar. Ambos os seios maxilares de cinco pacientes edêntulos foram aumentados com um enxerto ósseo autógeno. O plasma rico em plaquetas foi adicionado apenas a um local de enxerto. O exame micro-radiográfico e histomorfológico não revelou qualquer diferença significativa entre os lados com e sem plasma rico em plaquetas, sugerindo que o plasma rico em plaquetas não tem qualquer caraterística útil na promoção da cicatrização do enxerto ósseo autógeno. No estudo em animais, o enxerto de osso bovino com plasma rico em plaquetas teve menos formação de osso novo e processo de cicatrização óssea do que o xenoenxerto isolado. Por outro lado, foi realizado um estudo para confirmar o efeito da utilização de plasma rico em plaquetas quando se utiliza o osso bovino como material de enxerto num tratamento de canal radicular. Os pacientes foram submetidos a aumento de seio com enxerto de osso bovino isolado ou enxerto de osso bovino com plasma rico em plaquetas.[67]

Técnicas alternativas

Apesar da fiabilidade e eficiência de várias técnicas de aumento do seio maxilar, existe ainda uma elevada taxa de complicações e complexidade para estes procedimentos. Com os avanços tecnológicos e as melhorias no design e fabrico dos implantes, alguns conceitos alternativos sugerem que a implantação sem aumento do seio maxilar pode ser possível [68].

Foi sugerida a utilização de um implante inclinado (angulado) na maxila posterior para evitar o aumento do seio maxilar.[68]

O conceito de utilização de implantes inclinados foi ainda mais aperfeiçoado. Os implantes inclinados trans-sinusais, com o corpo do implante no interior do seio, foram utilizados no conceito All-on-4 para pacientes com maxila completamente edêntula. Foi alcançada uma taxa de sobrevivência de 96,4% ao nível do implante. A taxa de sobrevivência das próteses foi de 100%. A elevada taxa de sobrevivência e a baixa taxa de complicações sugerem que os implantes trans-sinusais podem ser uma solução alternativa para evitar o aumento do seio maxilar.[69]

Os implantes zigomáticos oferecem outra modalidade de tratamento opcional para o aumento do seio. Quase semelhantes aos implantes trans-sinusais inclinados, os implantes zigomáticos são implantes longos que passam através do seio ou lateralmente ao seio. A diferença é a posição de ancoragem. Enquanto a ponta de um implante trans-sinusal inclinado é posicionada no osso entre a parede anterior do seio e o osso cortical nasal, um implante zigomático ancora-se no processo zigomático para estabilidade[69].

A utilização de um implante curto (4 a 8 mm de comprimento) foi também uma modalidade de tratamento alternativa interessante e direta para o aumento do seio maxilar seguido da colocação de um implante mais longo.[70]

Implante personalizado utilizando impressão tridimensional

O implante personalizado utilizando a impressão tridimensional (3DP) foi utilizado pela primeira vez nos domínios do fabrico rápido de ferramentas e da prototipagem rápida. Com o avanço da implantologia dentária, verificou-se um aumento na utilização de CAD/CAM como meio de apoio para maximizar os resultados do tratamento com implantes. Os pilares de implantes personalizados foram produzidos com sucesso utilizando CAD/CAM para casos difíceis em que os pilares padrão podem não constituir uma opção adequada para uma futura prótese[70].

Assim, para combinar com pilares personalizados, foi também fabricada uma coifa personalizada para estes casos, de modo a proporcionar uma impressão mais precisa. Para além da utilização de 3DP e CAD/CAM no fabrico de componentes relacionados com a prótese, alguns apresentaram conceitos de utilização desta tecnologia avançada na fase de planeamento da implantação. Foi sugerida a utilização de tomografia computorizada de feixe cónico (CBCT) combinada com CAD/CAM para produzir um guia cirúrgico para a colocação de implantes. Neste cenário, os mini-implantes foram utilizados como pontos de referência. Houve um estudo que mostrou resultados favoráveis na avaliação da precisão da cirurgia de implantes guiada por computador. O 3DP e o CAD/CAM envolveram-se em quase todos os aspectos da implantologia dentária, desde a fase de planeamento até à finalização da prótese. O único componente que falta é o próprio implante, que ainda é normalmente fabricado por métodos tradicionais. Uma das novas teorias possíveis com a tecnologia 3DP é produzir um implante personalizado com o análogo que imita a raiz do dente perdido, como alternativa ao design tradicional do implante (roscado, reto ou cónico). Com dimensões semelhantes às da raiz original, o implante personalizado poderia proporcionar uma melhor correspondência com o alvéolo radicular.[68]

Após a extração dos dentes de raiz única (incisivos centrais e laterais superiores), o fabrico do implante personalizado foi realizado com um sistema CAD/CAM, depois de a raiz ter sido copiada à máquina para um análogo de titânio. Os implantes foram então inseridos nos respectivos alvéolos. Os resultados histológicos revelaram um contacto médio osso-implante mineralizado de 41,2 ± 20,6%, sugerindo que a osteointegração poderia ocorrer após a colocação de implantes de titânio criados por uma máquina de cópia a laser. Com um desenho de estudo mais sofisticado, a eficácia dos implantes de zircónia personalizados com duas modificações de superfície diferentes foi comparada em 18 pacientes. Os implantes personalizados foram fabricados após a extração dos dentes correspondentes. A superfície do implante foi então submetida ao processo de jato de areia. No entanto, no grupo 1 (n = 12), os implantes foram modificados com macro retenção adicional, enquanto os implantes do outro grupo (n = 6) não o foram. Não ocorreram complicações durante o período de cicatrização. Todos os implantes sem retenção macro adicional foram perdidos no prazo de 2 meses. No outro grupo, a taxa de sobrevivência global foi de 92%. Como resultado, foi possível confirmar que os implantes de zircónia personalizados, com modificações específicas, podiam alcançar estabilidade primária e osseointegração.[69]

Com o desenvolvimento contínuo de novas tecnologias em 3D e CAD/CAM, prevê-se que os

implantes personalizados possam ser o futuro promissor da implantologia dentária como uma alternativa aos desenhos de implantes convencionais.[70]
No entanto, são necessários mais ensaios clínicos para avaliar a eficácia desta abordagem.[70]

Conclusão

A infância e a adolescência representam um período de intenso crescimento e desenvolvimento do sistema orofacial. Neste período tão delicado, a substituição dos dentes em falta é de importância clínica vital, existindo uma variedade de materiais e opções de desenho de restaurações para garantir uma mastigação, estética e pronúncia corretas. Uma restauração protética adequada em crianças ou adolescentes não deve, de forma alguma, impedir o desenvolvimento correto dos ossos maxilares, das arcadas dentárias e dos dentes permanentes, mas sim orientar e preservar os tecidos orais de uma forma minimamente invasiva para garantir a obtenção de uma restauração definitiva aceitável quando se atinge a idade adulta.

A colocação de implantes dentários é um modo possível de reabilitação em crianças e adolescentes. O planeamento sistemático do tratamento pode conduzir aos resultados estéticos e funcionais desejados. A avaliação do crescimento acompanhada da avaliação do osso alveolar deve ser efectuada no início do planeamento do tratamento. O tratamento ortodôntico e o tratamento cirúrgico podem ser iniciados cerca de um ano antes da colocação planeada do implante. Isto utilizaria o período e criaria uma maior hipótese de sucesso após a inserção do implante. Quanto maior for a harmonia fisiológica que pode ser criada entre os dentes, o osso alveolar e o crescimento, maiores são as hipóteses de sucesso na colocação de implantes em crianças.

Uma vez que poucos estudos sobre a utilização de implantes em pacientes em crescimento demonstraram uma boa taxa de sucesso, a sua aplicação em crianças está a aumentar ao longo dos anos. Nesta fase, o tratamento só pode ser justificado quando os efeitos positivos previstos são superiores aos inconvenientes do procedimento. O planeamento do procedimento de reabilitação para uma criança pequena, em que a perda de dentes exige uma substituição urgente, funcional e estável dos dentes, deve ser feito com muita ponderação. Para determinar o momento ideal para a inserção do implante, o estado do crescimento esquelético, o grau de hipodontia e a extensão do stress psicológico relacionado devem ser tidos em conta, para além do estado da dentição existente e da colaboração dentária do doente pediátrico. Os pais devem ser informados sobre os benefícios e as possíveis complicações da sua utilização, e deve ser dada especial atenção às alterações no desenho da prótese para compensar as alterações de crescimento. É obrigatório um tratamento coordenado por uma equipa dentária constituída por um dentista pediátrico, um ortodontista, um cirurgião e um protésico para selecionar a técnica de colocação de implantes adequada e o tipo de implante a colocar nas crianças. É da responsabilidade de um dentista pediátrico monitorizar corretamente o acompanhamento e os resultados.

Os implantes num doente jovem têm vantagens, como a melhoria da qualidade óssea, uma boa osteointegração, a cicatrização de feridas e um estado saudável do indivíduo, mas todos estes factores são anulados por um fator principal, ou seja, o crescimento. Assim, a colocação de um implante deve ser adiada até à puberdade ou após a ocorrência de um surto de crescimento da criança. Os pacientes e as famílias devem ser informados do facto de a colocação de implantes antes da conclusão do crescimento poder comprometer o resultado estético a longo prazo, uma vez que as restantes alterações no processo alveolar em crescimento não serão acompanhadas pelo implante. Vários estudos têm sugerido que a utilização de implantes, devido às alterações de desenvolvimento dos maxilares e dos dentes em crianças, deve ser realizada com elevada precisão e avaliação sistemática e, se possível, ser adiada até aos 15 anos nas raparigas e aos 18 anos nos rapazes, e enquadrar-se num processo a longo prazo. Por outro lado, a avaliação de alguns factores, incluindo as causas da anodontia, o sexo do paciente, a amplitude do crescimento esquelético, o desenho da prótese, a amplitude e a qualidade do rebordo ósseo residual, a manutenção da higiene e a satisfação das exigências dos pais e do paciente devem ser tidos em consideração para a tomada de decisão final sobre o posicionamento do implante.

Para o êxito dos implantes, é necessário seguir as indicações e o calendário corretos para a colocação dos implantes. Se for seguido o protocolo correto para a colocação de implantes em adolescentes, o seu sucesso é garantido e podem ser utilizados de forma mais rotineira.

Referências

1. TP Chaturvedi Implantology Made Easy. Jaypee Brothers Publishers, 2008;(2).
2. Rajendran R. Shafer's Textbook of Oral Pathology (Manual de Patologia Oral de Shafer). 5ª ed. Índia: Publicações Elseviers; 2006. Distúrbios do desenvolvimento das estruturas orais e paraorais; p. 6.
3. Stockwell AJ. Incidência de traumatismo dentário no serviço dentário escolar da Austrália Ocidental. Community Dent Oral Epidemiol. 1988;16:294-8.
4. Babbush CA (2001) Implantes provisórios: Aspectos cirúrgicos e protéticos. Implant Dent 10(2): 113-120.
5. Branemark PI, Hansson BO, Adell R, et al. Implantes osseointegrados no tratamento do maxilar edêntulo. Experiência de um período de 10 anos. Scand J Plast Reconstr Surg Suppl. 1977;16:1-132.
6. Allen C. Curious observations on the teeth (Observações curiosas sobre os dentes). London. John Bale, Sons & Danielsson, LTD 1687:12,13.
7. Ring M E. Pausa para um momento na história da medicina dentária: Mil anos de implantes dentários: Uma história definitiva - Parte 1. Compêndio 1995;16:1060-1069.
8. Sullivan R M. Implantologia e o conceito de osteointegração: Uma perspetiva histórica. J of CA Dental Assoc 2001;29(11):737-745.
9. Branemark PI, Hansson BO, Adell R, et al. Implantes osseointegrados no tratamento do maxilar edêntulo. Experiência de um período de 10 anos. Scand J Plast Reconstr Surg Suppl. 1977;16:1-132.
10. Mehrali M, Shirazi FS, Mehrali M, Metselaar HS, Kadri NA, Osman NA. Implantes dentários de materiais funcionalmente graduados. J Biomed Mater Res A 2013;101:3046- 57.
11. Triplett RG, Frohberg U, Sykaras N, Woody RD. Materiais de implantes, design e topografias de superfície: a sua influência na osseointegração de implantes dentários. J Long Term Eff Med Implants 2003;13:485-501.
12. Blaschke C, Volz U. Resposta dos tecidos moles e duros aos implantes dentários de dióxido de zircónio. um estudo clínico no homem. Neuroendocrinol Lett. 2006;27 (suppl 1):69-72.
13. Lindhe T, Gunne J, Tillberg A et al. Uma meta-análise de implantes em edentulismo parcial. Clin Oral Implants Res 1998; 9: 80.
14. Walton T R. Um estudo longitudinal de até 15 anos de 515 FPDs metalo-cerâmicas Parte 1. Resultados. Int J Prosthodont 2002; 15: 439.
15. Naert I, Koutsikakis G, Duyck J et al. Resultados biológicos de restaurações de implantes unitários como substitutos de dentes. Um estudo de acompanhamento a longo prazo. Clin Implant Dent Relat Res 2000; 2: 209.
16. Schmitt A, Zarb G A. A eficácia clínica longitudinal dos implantes dentários osseointegrados para a substituição de um único dente. Int J Prosthodont 1993; 6: 187-202.
17. Haas R, Mensdorff-Pouilly N, Mailath G et al. Implantes dentários unitários Branemark, um relatório preliminar de 76 implantes. J Prosthet Dent 1995; 73: 274-279.
18. Roberts W E, Turley P K, Brezniak N et al. Fisiologia e metabolismo do osso. Calif Dent Assoc J 1987; 15: 54-61.
19. Carr A, Laney W B. Níveis de força oclusal máxima em pacientes com próteses de implantes orais osseointegradas e pacientes com próteses completas. Int J Oral Maxillofac Implants 1987; 2: 101-110.

20. Heath M R. The effect of maximum biting force and bone loss upon mastication function and dietary selection in the elderly. Int Dent J 1982; 32: 345-356.
21. Branemark P-I, Svensson B, Van Steenberghe D. Taxas de sobrevivência de dez anos de próteses fixas sobre quatro ou seis implantes ad modum Branemark em edentulismo total. Clin Oral Impl Res 1995; 6: 227-231.
22. Parithimarkalaignan S, Padmanabhan TV. Osseointegração: uma atualização. J Indian Prosthodont Soc. 2013 Mar;13(1):2-6.
23. Misch CE. Contemporary Implant Dentistry - 3rd Edition, Mosby, edição do Sul da Ásia, 2008.
24. Antolin AB. Infecções em implantodontia: Da profilaxia ao tratamento. Med Oral Patol Oral Cir Bucal 2007;12:323-330.
25. A Mombelli A. Microbiologia do implante dentário. Adv. Dent Res 1993;7(2):202-206.
26. Glossário de Termos de Prótese Dentária. J Prosthet Dent-2001.
27. Prashanti E, Sajjan S, Reddy JM. Falhas em implantes. Indian J Dent Res 2011; 2: 446453.
28. Carranza FA, Newan MG, Takei HH. Periodontologia Clínica, 9ª edição, Saunders, Filadélfia, 2002.
29. Singh R, Huda I, Nabi AT, Singh S, Anand K. Diagnóstico para implante dentário. IP Ann Prosthodont Restor Dent 2020;6(3):135-139.
30. Perry R. Klokkevold (2015) Cone Beam Computed Tomography for the Dental Implant Patient (Tomografia computorizada de feixe cónico para o paciente com implantes dentários), Journal of the California Dental Association, 43:9, 521-530
31. Schwarz MS, Rothman SL, Rhodes ML, Chafetz N. Tomografia computorizada: Parte II. Avaliação pré-operatória da maxila para cirurgia de implante endósseo. Int J Oral Maxillofac Implants 1987;2(3): 143-148.
32. Schwarz MS, Rothman SL, Rhodes ML, Chafetz N. Tomografia computorizada: Parte I. Avaliação pré-operatória da mandíbula para cirurgia de implante endósseo. Int J Oral Maxillofac Implants 1987, 2(3): 137-141.
33. Eckerdal O, Kvint S. Planeamento pré-cirúrgico para implantes osseointegrados no maxilar. Uma avaliação tomográfica do osso alveolar disponível e das relações morfológicas no maxilar. Int J Oral Maxillofac Implants 1986;15(6): 722-726.
34. Eshraghi T, McAllister N, McAllister B. Aplicações clínicas da radiografia digital 2-D e 3-D para o periodontista. J Evid Based Dent Pract 2012;12(3 Suppl): 36-45

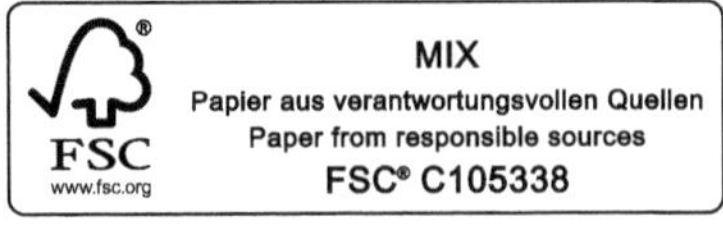

Printed by Books on Demand GmbH, Norderstedt / Germany